Yousra Falfoul
Ahmed Chebil
Leila El Matri

Voyage en Tunisie

Yousra Falfoul
Ahmed Chebil
Leila El Matri

Voyage en Tunisie

à travers les Hérédo-Dégénérescences Chorio-Rétiniennes

Noor Publishing

Cover image: www.ingimage.com

Publisher:
Noor Publishing
is a trademark of
International Book Market Service Ltd., member of OmniScriptum Publishing Group
17 Meldrum Street, Beau Bassin 71504, Mauritius
Printed at: see last page
ISBN: 978-620-0-77977-9

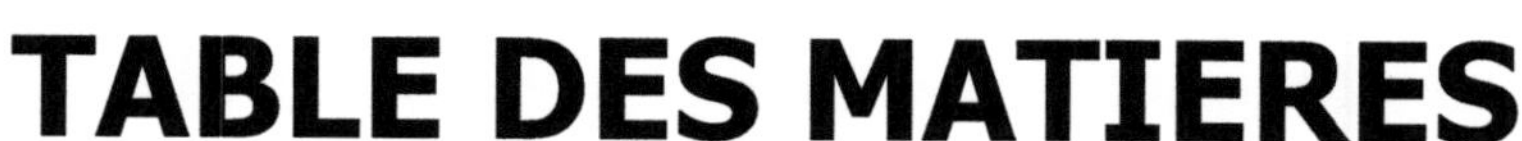

TABLE DES MATIERES

Liste des abréviations

IHROT : Institut Hédi Rais d'Ophtalmologie de Tunis
IRO : Institut de recherche en ophtalmologie
UNIL : Université de Lausanne
BAV : Baisse de l'acuité visuelle
AF : Auto-fluorescence
OCT-SD : Tomographie en cohérence optique spectral domain
OCT-SS : Tomographie en cohérence optique swept source
ERG : Electro-rétinogramme
EOG : Electro-oculogramme
STGD : Stargardt
RP : Rétinopathie pigmentaire
ACL : Amaurose congénitale de Leber
FO : Fond d'œil
MAVC : Meilleure acuité visuelle corrigée
ISCEV : International society for clinical electrophysiology of vision
PEV : Potentiel évoqué visuel
NBR : Nombre
EP : Epithélium pigmentaire
BBS : Syndrome de Bardet Biedl
ICG : Angiographie au vert d'indocianine
DPC : Dystrophie progressive des cônes
AOC : Albinisme oculo-cutané

INTRODUCTION

Les hérédo-dégénérescences rétiniennes représentent un ensemble de maladies rares caractérisées par une dégénérescence progressive des photorécepteurs [1]. Ces affections sont responsables de malvoyance ou de cécité en Tunisie et dans le monde. Elles affectent tous les âges et sont très hétérogènes tant sur le plan génétique et physiopathologique que clinique. Actuellement, elles sont mieux définies car elles ont beaucoup bénéficié de l'apport de l'imagerie moderne et des données récentes de la génétique moléculaire.

La prévalence de chaque forme de dystrophie rétinienne est très variable en fonction du type de population, des données géographiques, des habitudes culturelles et du taux de consanguinité.

Il existe peu de données épidémiologiques sur ces différentes affections, malgré leur fréquence dans note pays du fait du taux élevé de consanguinité.

L'unité de recherche en oculo-génétique (UR10/04) a été mise en place en 2004, suivie du laboratoire de recherche en oculo-génétique du service B (LR14SP01) de l'institut Hédi Rais d'Ophtalmologie de Tunis (IHROT) en 2014. L'objectif était de suivre et d'investiguer les patients atteints d'hérédo-dégénérescences rétiniennes.

Le **but** de notre travail est :

- de rapporter avec un recul de 12 ans la fréquence de ces différentes affections et le pourcentage de gènes identifiés dans la série de patients du laboratoire LR14SP01, afin d'établir des corrélations phénotype-génotype.
- de construire une banque de données cliniques et génétiques des hérédo-dégénérescences rétiniennes spécifiques de la population tunisienne étudiée.

PATIENTS ET METHODES

I. Type et période de l'étude:

Nous avons mené une étude rétrospective et descriptive sur une période de douze ans entre janvier 2004 et décembre 2016.

II. Lieu et population de l'étude:

L'étude a été menée dans le service d'ophtalmologie B de l'IHROT du Professeur Leila El Matri et a porté sur la revue des dossiers d'oculo-génétique de 370 patients appartenant à 294 familles ayant consulté entre janvier 2004 et décembre 2016. Parmi les patients, certains étaient des apparentés qui ont été convoqués lorsqu'il y avait une suspicion de cas similaires dans la famille du patient index initialement pris en charge. Les patients ont été explorés dans le service d'ophtalmologie B en collaboration avec l'unité de recherche en oculo-génétiqte (UR10/04) puis avec le laboratoire de recherche en oculo-génétique de l'IHROT (LR14SP01), l'unité de recherche « Exploration Moléculaire de Maladies Orphelines d'Origine Génétique » à l'Institut Pasteur de Tunis et le laboratoire d'oculo-génétique de l'institut de recherche en ophtalmologie (IRO) à l'université de Lausanne (UNIL).

Après détermination du phénotype, des prélèvements sanguins ont été réalisés pour les cas index et les membres de leurs familles pour étude génétique.

La consultation des dossiers médicaux a été effectuée en 2016 et a permis d'établir les critères d'inclusion, de non inclusion et d'exclusion suivants:

A. Critères d'inclusion:

Nous avons choisi d'inclure les sujets qui ont consulté pour la 1ère fois entre janvier 2004 et décembre 2016. Nous avons inclus les patients chez qui le diagnostic de dystrophie rétinienne a été retenu sur des critères au moins cliniques avec ou sans confirmation génétique.

L'identification phénotypique du type de dystrophie rétinienne a été basée sur l'anamnèse, l'examen clinique et les examens complémentaires.

Pour faciliter le recueil des données, nous avons adopté la classification suivante :

1. Atteintes maculaires : maculopathies héréditaires:

C'est l'ensemble des entités cliniques et génétiques hétérogènes, ayant comme facteur commun une atteinte maculaire prédominante ou isolée. Le diagnostic est porté sur la présence de :

- Syndrome maculaire associant de façon variable une baisse d'acuité visuelle (BAV) prédominant sur la vision de prés, une dyschromatopsie, une photophobie, des métamorphopsies et un scotome central ou paracentral.
- Atteinte bilatérale et symétrique, en dehors des dystrophies vitelliformes
- Atteinte évolutive
- Cas similaires dans la famille

Dans ce groupe nous avons identifié plusieurs maculopathies :

1.1. Maculopathies avec dépôt hyper-autofluorescent :

a. Maladie de Stargardt (STGD)

- La plus fréquente des maculopathies
- Transmission autosomique récessive, rarement dominante
- Formes cliniques variables avec des formes juvéniles sévères conduisant à la perte de la vision centrale avant l'âge de 20 ans
- Sévère avec perte de la vision centrale et risque de perte de la vision périphérique
- Auto-fluorescence (AF): triade de maculopathie, taches flavimaculées et épargne péri-papillaire
- Tomographie en cohérence optique (OCT-SD) : altérations variables de la fovéa prédominant sur les segments externes (épithélium pigmentaire, chorio-capillaire et ellipsoïde)
- Angiographie rétinienne : triade classique de maculopathie en œil de bœuf, silence choroïdien de Bonin visible sur les séquences précoces et taches flavimaculées en périphérie
- Electro-rétinogramme (ERG) : atteinte variable pouvant aller de l'ERG normal à une atteinte mixte des cônes et des bâtonnets.

b. Dystrophie vitelliforme juvénile ou maladie de Best

- Transmission autosomique dominante
- Séquence évolutive stéréotypée du matériel vitellin
- Acuité visuelle relativement conservée
- AF : matériel vitellin hyper auto-fluorescent
- EOG : altéré avec diminution significative du rapport d'Arden correspondant au rapport entre la valeur maximale de réponse ou Light Peak et la valeur minimale ou Dark Trough.
- ERG normal indispensable pour confirmer l'atteinte isolée de l'EOG.

1.2. Maculopathies sans dépôt hyper-autofluorescent:

a. Dystrophies des cônes

- Entités très hétérogènes, transmission variable
- Photophobie et dyschromatopsie marquées
- BAV centrale d'installation rapide
- Maculopathie sans dépôts
- AF: Anneau hyper-autofluorescent périfovéolaire évocateur mais inconstant
- OCT-SD : atteinte limitée à la fovéola et à la zone périfovéolaire
- ERG : confirme le diagnostic en montrant une altération de la réponse des cônes mieux visible sur les Flickers 30 Hz avec une conservation de la réponse des bâtonnets qui peut être supranormale dans certains cas

b. Drusen dominants (Malattia Leventinese)

- Transmission autosomique dominante
- Sujets jeunes
- Drusen larges diffus inter-maculopapillaires à disposition radiaire autour de la macula (rayon de miel) et en nasal de la papille
- OCT-SD : aspect ondulé de la rétine
- ERG : normal

2. Atteintes périphériques : rétinopathies pigmentaires (RP)

Nous avons différentié les formes syndromiques des formes non syndromiques en fonction de la présence ou non de signes extra-oculaires.

2.1. RP non syndromiques:

- En fonction de l'âge d'installation des signes fonctionnels:

a. Amaurose congénitale de Leber (ACL):

- Forme la plus sévère et la plus invalidante des RP non syndromiques
- Hétérogène sur le plan clinique, génétique et moléculaire
- Transmission généralement autosomique récessive, rarement dominante
- Atteinte sévère et très précoce de la fonction visuelle
- Nystagmus, strabisme, malvoyance avec signe digito-oculaire
- Hypermétropie importante
- Fond d'œil (FO) : peut être normal pendant les premières années de vie ou présenter des aspects cliniques évocateurs de gènes particuliers
- ERG confirme le diagnostic en montrant une atteinte sévère combinée des cônes et des bâtonnets avec un ERG plat

b. RP à début précoce :

- Forme proche de l'ACL
- Début entre 2 et 5 ans

c. RP classique:

- Début des signes fonctionnels entre 5 et 20 ans

d. RP tardive:

- Début des premiers signes fonctionnels au delà de 40 ans

- En fonction de la prédominance de l'atteinte sur la fonction des cônes ou des bâtonnets:

a. RP type bâtonnet-cône:

- Atteinte initiale des bâtonnets
- Signe principal : héméralopie
- Préservation de l'acuité visuelle centrale au début de la maladie
- Champ visuel : rétrécissement des isoptères périphériques
- ERG : atteinte prédominant sur la fonction des bâtonnets

b. RP inverse : dystrophie type cône-bâtonnet:

- Atteinte prédomine et débute au niveau des cônes
- BAV initiale avec photophobie puis héméralopie
- ERG : atteinte type cône-bâtonnet prédominant sur la fonction des cônes

♦ <u>En fonction du type anatomique de l'atteinte:</u>

a. Vitréorétinopathies : associant des modifications vitréennes, des lésions rétiniennes et une cataracte précoce avec possibilité de décollement de rétine

a.1. Rétinoschisis juvénile lié à l'X:

- Atteinte récessive liée à l'X
- Schisis maculaire caractéristique
- Schisis périphérique associé
- Voiles vitréo-rétiniens
- OCT maculaire : aspect typique, aide précieuse au diagnostic
- AF : aspect caractéristique chez les mères conductrices
- ERG électronégatif traduisant un dysfonctionnement de la conduction au niveau des couches rétiniennes internes (cellules bipolaires)

a.2. Syndrome de Goldman Favre:

- Autosomique récessif
- Voiles vitréens
- Migrations pigmentaires arrondies le long des arcades vasculaires
- AF: Dépôts radiaires péri-maculaires auto fluorescents caractéristiques
- OCT: Œdème maculaire fréquent
- ERG : atteinte cônes-bâtonnets avec aspect d'onde similaire en réponse mixte photopique et scotopique

b. Choroïdopathies:

Ensemble d'entités dans lesquelles la choroïde est le site primitif de l'affection

b.1. Choroidérémie:

- Transmission liée à l'X
- Acuité visuelle préservée jusqu'à 50-60 ans
- Plages d'atrophie chorio-rétiniennes arrondies, de grande taille, débutant en périphérie et évoluant en confluant vers le pôle postérieur
- Atteinte constante et précoce des réponses scotopiques et photopiques

b.2. Atrophie gyrée:

- Transmission autosomique récessive

- Plages d'atrophie arrondies, débutent en moyenne périphérie et s'étendent vers l'extrême périphérie et le pôle postérieur
- ERG altéré en photopique et scotopique
- Hyper-ornithinémie associée confirmant le diagnostic

2.2. Formes syndromiques:

Ces formes associent une atteinte oculaire et une atteinte extra-oculaire.
En fonction du type de l'atteinte extra-oculaire, on distingue :

- Les syndromes de maintenance cellulaire :

C'est un ensemble de maladies métaboliques incluant :

a. les maladies lysosomales : dont le chef de file est la céroide lipofuscinose ou maladie de Batten caractérisée par :

- Atteinte oculaire initiale pouvant porter à confusion avec l'ACL
- Régression des acquis et changement de comportement vers l'âge de 6 ans
- Dégradation rapide de l'état général

b. les maladies peroxysomales

c. les mitochondriopathies

- les ciliopathies :

a. le syndrome d'USHER :

C'est une maladie qui associe :

- Une atteinte de l'oreille interne, presque toujours congénitale
    - Surdité neurosensorielle
    - Troubles vestibulaires
- Une atteinte oculaire, survenant progressivement dans l'enfance ou l'adolescence, à type de RP type bâtonnet-cône.

b. Le syndrome de Bardet Biedl :

C'est une ciliopathie associant de manière variable :

- Obésité
- Polydactylie post axiale
- Lenteur d'idéation
- Hypogénitalisme
- Autres :

  - Atteinte cardiaque
  - Atteinte rénale
  - Surdité
  - Troubles endocriniens
- Atteinte rétinienne à type de dystrophie cône-bâtonnet mais aussi de RP sévère avec atteinte maculaire constante
- BAV importante
- Variabilité en sévérité : dans certains cas l'ERG est simplement hypovolté avec une macula modérément remaniée

3. Formes stationnaires :

Ensemble d'entités caractérisées par un dysfonctionnement cellulaire présent dès la naissance, non évolutif :

3.1. Cécité nocturne stationnaire congénitale (héméralopie essentielle) :

- Différentes formes cliniques incluant l'aspect normal du FO, le fundus albipunctatus défini par la présence de dépôts punctiformes blanchâtres à disposition radiaire au niveau de la rétine et la maladie d'Oguchi caractérisée par un aspect cuivré de la rétine à la lumière disparaissant à l'obscurité.
- Mode de transmission variable
- Myopie fréquente
- L'ERG est l'examen clé pour confirmer le diagnostic en montrant un aspect électronégatif dit « photopic Hill »

3.2. Achromatopsie :

- Transmission autosomique récessive
- FO normal
- Photophobie et nystagmus précoces et sévères
- ERG confirme le diagnostic en montrant une atteinte de la fonction des cônes
- OCT: aspect pathognomonique d'interruption de l'ellipsoïde à l'emporte pièce

3.3. Albinisme :

- Dépigmentation de la peau et des phanères
- Atteinte oculaire isolée possible définissant l'albinisme oculaire pur

- Photophobie et nystagmus précoces et sévères
- Transillumination irienne
- Hypoplasie fovéolaire
- ERG normal
- PEV : Asymétrie croisée des réponses

B. Critères de non inclusion :

Nous n'avons pas inclus les patients dont les dossiers étaient incomplets.

C. Critères d'exclusion :

Nous avons exclus les patients chez qui le diagnostic de dystrophie rétinienne était incertain et les patients présentant une dystrophie non étiquetée.

III. Recueil des données :

Le recueil des données s'est fait à partir d'une fiche d'oculo-génétique (annexe 1) comprenant :

A. Données socio-démographiques :

- Age et sexe
- Origine géographique (établie par gouvernorat)
- Niveau d'instruction: scolarisation, âge et niveau d'arrêt des études
- Profession
- Niveau socio-économique

B. Antécédents :

- Antécédents familiaux médicaux et chirurgicaux
- Antécédents personnels médicaux et chirurgicaux
- Habitudes : tabac, alcool, prise de substances toxiques ou de médicaments
- Allergies

C. Données cliniques :

- Age de début de l'atteinte et durée d'évolution:
- La date de début a été définie par l'âge d'apparition des premiers symptômes visuels
- Le mode évolutif de la maladie a été défini stationnaire ou progressif

- Signes fonctionnels:

Nous avons relevé la séquence évolutive des symptômes orientant vers une atteinte initialement centrale (BAV, photophobie, dyschromatopsie) ou périphérique (héméralopie, préservation initiale de la vision centrale)

- Manifestations extra-oculaires associées:

Surdité, retard mental, polydactylie, obésité, cardiopathie, autres malformations

- Enquête familiale:

Menée à la recherche de consanguinité parentale et de cas similaires dans la famille (descendants et ascendants). Pour chaque famille, un arbre généalogique a été dressé sur 3 générations au moins, utilisant les symboles conventionnels

- Examen clinique:

- Mesure de la meilleure acuité visuelle corrigée (MAVC) utilisant l'échelle des E à progression logarithmique
- Oculomotricité : Examen des reflets cornéens et de l'oculomotricité à la recherche d'un strabisme ou d'un nystagmus
- Examen biomicroscopique du segment antérieur à la recherche de signes associés (Kératites ou dépôts cornéens, anomalies de l'angle irido-cornéen, anomalie colobomateuse, cataracte sous-capsulaire postérieure et trans- illumination irienne faisant partie des critères diagnostiques d'albinisme
  - Mesure du tonus oculaire
  - Examen statique et dynamique du vitré
  - Examen du FO au biomicroscope avec lentille non contact. Cet examen nous a permis de préciser la nature des lésions rétiniennes, leur sévérité et leur topographie :

Dépôts pigmentaires (aspect, localisation, étendue)

Diminution du calibre des vaisseaux rétiniens

Pâleur papillaire

Atrophie rétinienne (centrale ou périphérique)

Maculopathie (aspect, dépôts, atrophie, étendue des lésions)

Matériel (central, périphérique ou mixte)

D. Données paracliniques:

1. Photographies du FO: systématiques, incluant les 4 quadrants à l'aide du 3D OCT-2000 FA plus® et du Topcon DRI-Tritan (Topcon, Tokyo, Japon).
2. Clichés en auto-fluorescence: systématiques, HRA Spectralis® (Heidelberg Engineering, Dossenheim, Allemagne)
3. Tomographie en cohérence optique : systématique, OCT spectral domain (3D OCT-2000 FA plus®) et swept-source OCT (Topcon DRI-Tritan, Tokyo, Japon).
4. Angiographie rétinienne à la fluorescéine : réalisée avec l'appareil Topcon TRC-50 EX® (Topcon, Tokyo, Japon) et l'appareil HRA Spectralis®.
5. ERG au flash : selon le protocole de l'ISCEV réalisé avec le système Metrovision® (Metrovision, Pérenchies, France).
6. EOG sensoriel : selon le protocole de l'ISCEV réalisé avec le système Metrovision® (Metrovision, Pérenchies, France).
7. Test de vision des couleurs : Farnsworth-Munsell 100-Hue.
8. Champ visuel : en périmètrie automatisée en utilisant le programme 30-3 ou en périmètrie cinétique de Goldmann.

IV. Analyse statistique:

Les données ont été saisies et analysées au moyen du logiciel SPSS version 20.0 pour Macintosh.

Nous avons calculé des fréquences absolues et des fréquences relatives (pourcentages) pour les variables qualitatives. Nous avons calculé des moyennes, des médianes et des écarts-types et déterminé les valeurs extrêmes pour les variables quantitatives.

V. Considérations éthiques:

Cette étude a été réalisée selon les règles d'éthique médicale :

- Un consentement obtenu par écrit de chaque patient ou de son tuteur légal s'il s'agit d'un mineur:
  - préalable : avant de procéder aux prélèvements sanguins.
  - Eclairé : après avoir expliqué la nature de la pathologie et l'intérêt de l'étude.
  - Libre : sans contrainte morale.
- Le stockage et le traitement des données ont été faits dans des conditions d'anonymat vu les implications éthiques et avec le respect du secret professionnel.
- Conflit d'intérêt: aucun.

VI. Recherche bibliographique:

Nous avons fait la recherche selon trois bases de données électroniques : PubMed, sciencedirect et scholar.google en utilisant les mots clés suivants : « retinal dystrophies», « relative frequencies », « retinitis pigmentosa », « macular dystrophies » et « heredo degeneration ».

RESULTATS

I. Caractéristiques de la population étudiée:

Trois cent soixante-dix patients appartenant à 294 familles ont été vus, sur une période de 12 ans, à l'unité puis au laboratoire de recherche en oculo-génétique du service B de l'institut Hédi Rais d'ophtalmologie de Tunis.

A. Caractéristiques socio-démographiques:

1. Âge:

L'âge moyen de nos patients était de 30,33 ± 17,17 ans.

L'âge moyen d'apparition des symptômes était de 14,42 ans avec des extrêmes allant de la naissance à 60 ans.

La durée moyenne d'évolution de la maladie, au moment où l'investigation des patients a été faite, était de 16 ± 12,3 ans.

2. Sexe:

Aucune prédominance significative de sexe n'a été notée avec 190 hommes et 180 femmes soit respectivement 51.4% et 48.6% avec un sexe ratio de 1.06.

3. Répartition géographique:

La majorité des individus était d'origine tunisienne et vivait en Tunisie (99.2%). On a trouvé 0.8% d'étrangers (Lybie et Algérie).

Le nombre de cas le plus élevé a été enregistré dans le gouvernorat de Nabeul avec 70 cas (19.6%) suivi de Béja avec 38 cas (10.6%) puis de Siliana avec 29 cas (8.1%). L'origine géographique ne figurait pas sur le dossier de 13 patients.

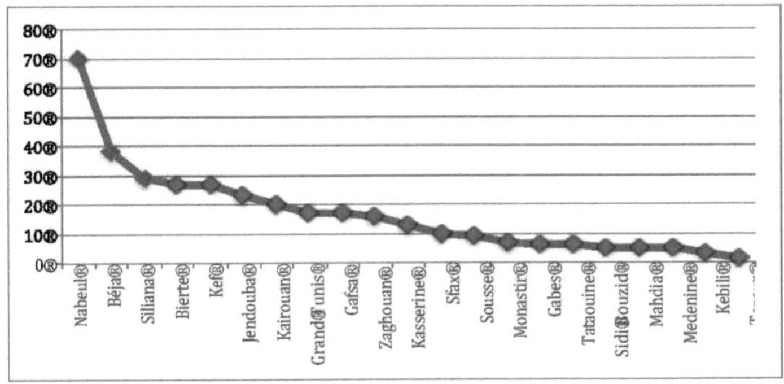

Figure 1 : Nombre de cas par gouvernorat

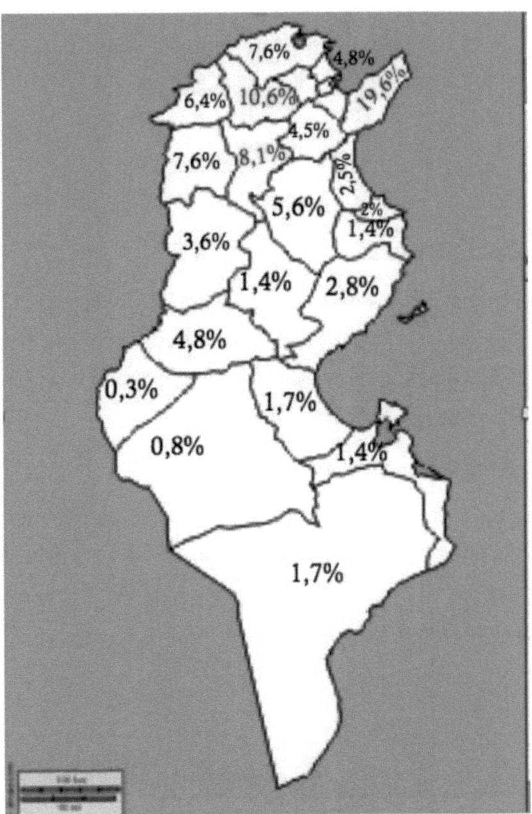

Figure 2 : Répartition géographique des patients

4. Familles :

Dans la population étudiée, il y avait 132 cas multiplex et 238 cas simplex. Cependant, chez les cas simplex, il y avait une notion de consanguinité chez 89 patients évoquant fortement la transmission autosomique récessive.

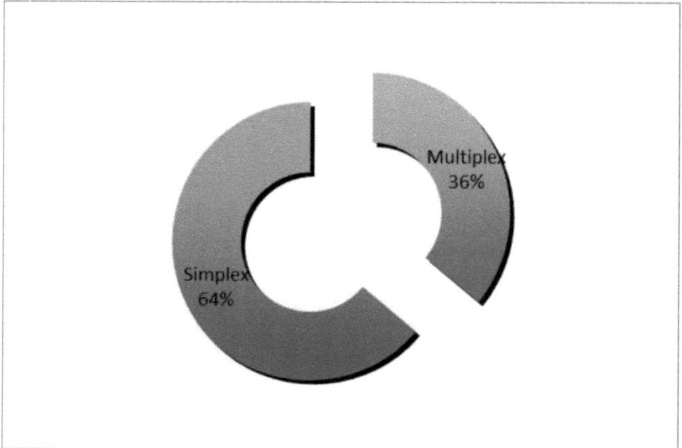

Figure 3 : Pourcentage de cas simplex et multiplex

5. Consanguinité :

Une notion de consanguinité a été retrouvée chez 281 patients soit chez 76% des cas. Elle était difficile à confirmer dans 8% des cas où les parents appartenaient à la même région mais sans trouver des liens à un ancêtre commun. Dans 16% des cas il n'y avait pas de notion de consanguinité.

6. Niveau d'instruction :

Sur 370 patients, 28 étaient analphabètes (7,5%), 116 ont atteint l'école primaire (31,4%), 141 ont atteint le niveau secondaire (38,1%) et 70 ont pu faire des études supérieures (18,9%). Quinze patients ont eu la chance d'intégrer une école spécialisée pour malvoyants (4,1%).

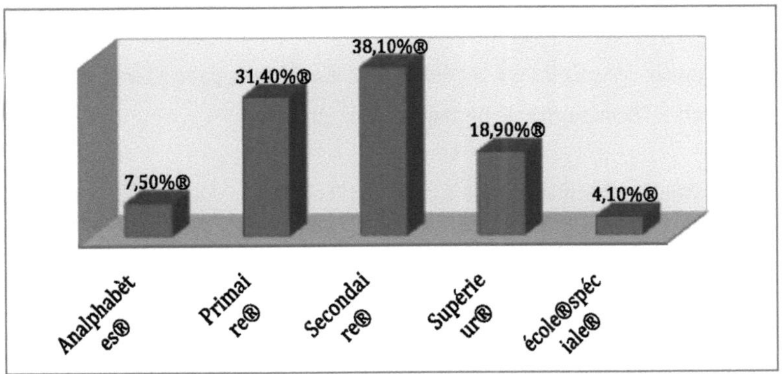

Figure 4 : Niveau d'instruction

B. Répartition selon le diagnostic :

Sur les 370 patients, 236 étaient atteints de RP non syndromique (63,8%), 38 de RP syndromique (10,3%), 68 de dystrophie maculaire (18,4%), deux de choroïdopathie (0,5%), 15 avaient une affection stationnaire (4%) et 11 une vitréorétinopathie (3%).

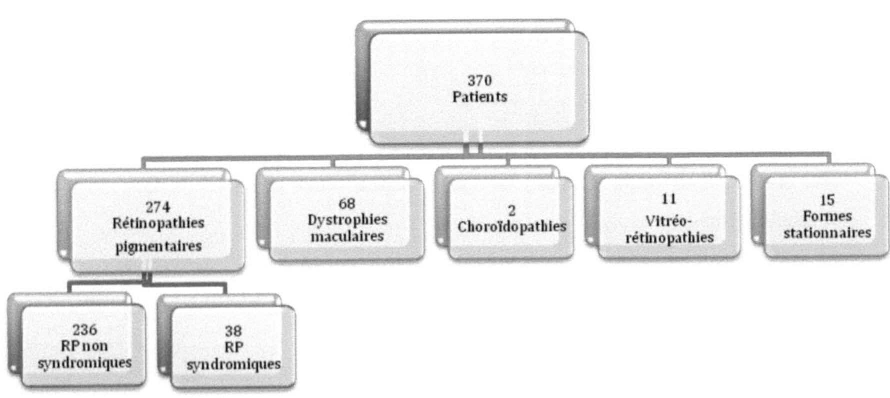

Figure 5 : Répartition des patients en fonction du type de dystrophie rétinienne

C. Caractéristiques cliniques:

Les principaux symptômes qui ont été recherchés chez ces patients sont la BAV, la photophobie, l'héméralopie, le nystagmus et le strabisme.

L'acuité visuelle moyenne était de 1,06 ± 0,68 (Logmar).

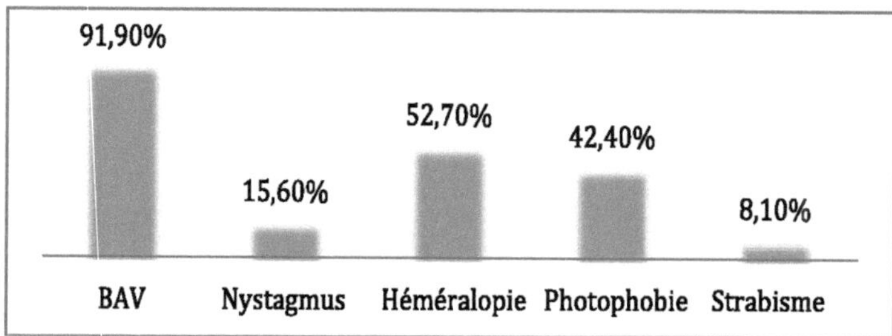

Figure 6 : Pourcentage des signes cliniques rapportés par les patients atteints de dystrophie rétinienne

La BAV est le symptôme qui a été le plus rapporté, retrouvé dans 91,9% des cas, suivi de l'héméralopie dans 52,7% et de la photophobie dans 42,4% des cas.

Les patients avec atteinte périphérique ont décrit une héméralopie, suivie d'une baisse visuelle alors que chez les patients avec dystrophies maculaires, la baisse de l'acuité visuelle était au premier plan.

Au stade ultime de la maladie, la baisse visuelle était présente quelque soit la pathologie initiale.

D. Caractéristiques Génétiques :

1. Type de transmission :

Le type de transmission était autosomique récessif dans 75% des cas, autosomique dominant dans 6% des cas, liée a l'X dans 5% des cas et sporadique dans 14% des cas.

2. Gènes identifiés :

Sur les 370 patients étudiés, le résultat génétique était contributif chez 71 d'entre eux avec 22 gènes différents identifiés.

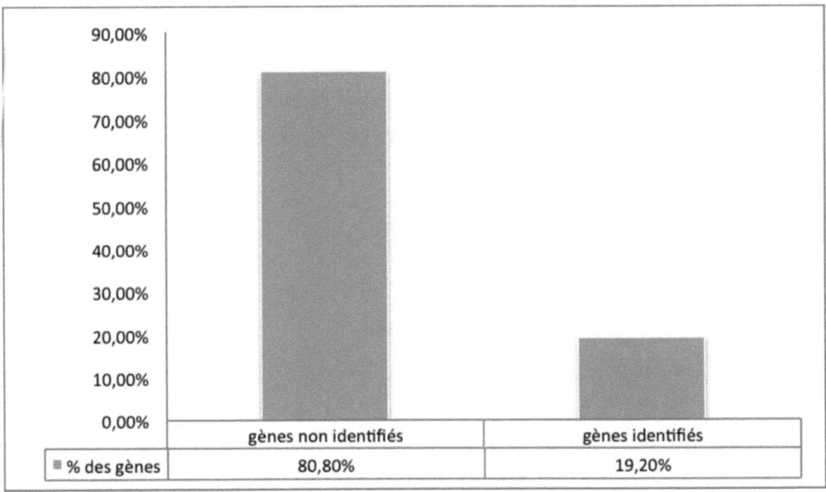

Figure 7 : Pourcentage des patients avec résultats génétiques identifiés/non identifiés

II. Etude par groupes diagnostiques :

A. RP non syndromiques :

1. Caractéristiques sociodémographiques :

a. Age

L'âge moyen était de 32,58 ± 17,56 ans. L'âge d'apparition des symptômes était de 15,22 ± 15,8 ans avec des extrêmes allant de la naissance à 60 ans.

b. Sexe

120 patients (50,8%) étaient de sexe masculin et 116 patients (49,2%) de sexe féminin.

2. Répartition selon le phénotype :

Sur les 236 patients atteints de RP non syndromique, et en tenant compte de l'âge de début des signes fonctionnels, 147 avaient une RP classique, 36 avaient une ACL, 52 une RP à début précoce et 2 une RP tardive.

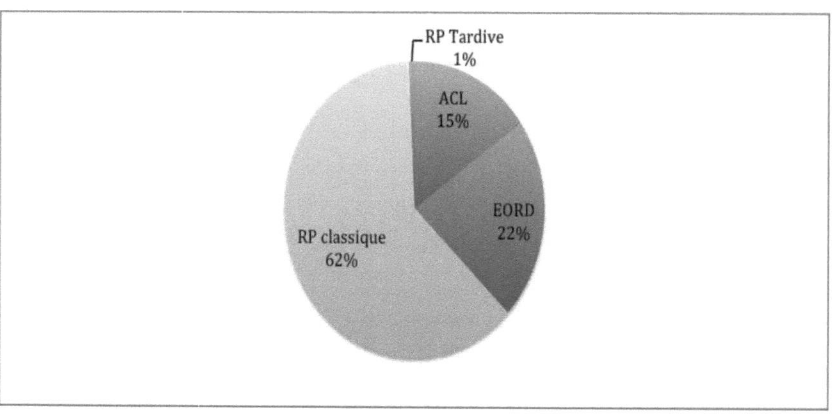

Figure 8 : Fréquence des phénotypes de RP non syndromiques

3. Caractéristiques cliniques :

Une baisse de la vision était trouvée chez 203 patients (92,3%), un nystagmus chez 32 patients (14,4%), un strabisme chez 15 patients (6,8%), une héméralopie chez 138 patients (61,6%), et une photophobie chez 82 patients (36,6%).
L'acuité visuelle moyenne était de 1,09+/- 0,71 LOGMAR.

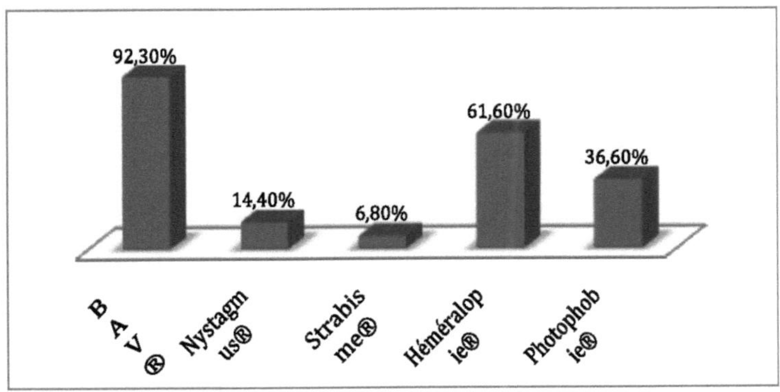

Figure 9 : Répartition des signes fonctionnels dans le groupe des RP non syndromiques

4. Caractéristiques ophtalmoscopiques:

a. Macula:

Différents aspects maculaires ont été identifiés, l'aspect conservé de la macula était le plus fréquent, suivi de l'atrophie puis à une moindre fréquence de l'œdème maculaire.

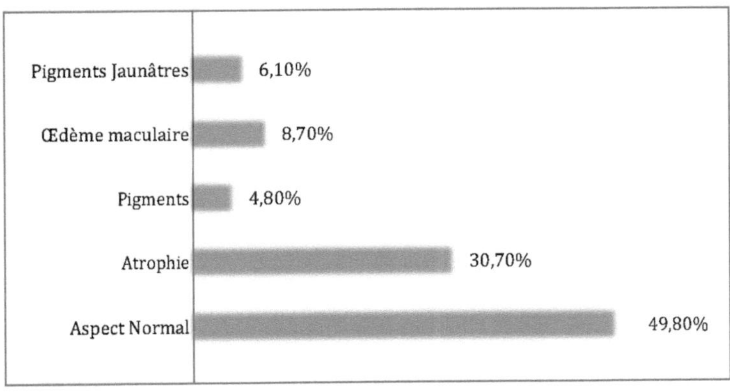

Figure 10 : Aspects de la macula dans les RP non syndromiques

b. Périphérie :

Au niveau de la périphérie rétinienne, l'aspect le plus fréquemment trouvé était les migrations pigmentaires en spicules, suivie par les plages d'atrophie périphériques et par les dépôts jaunâtres ou blanchâtres.

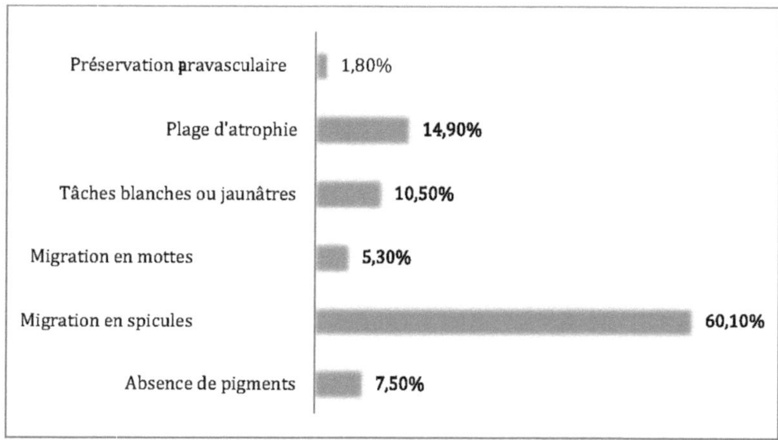

Figure 11 : Différents aspects de la périphérie dans les RP non syndromiques

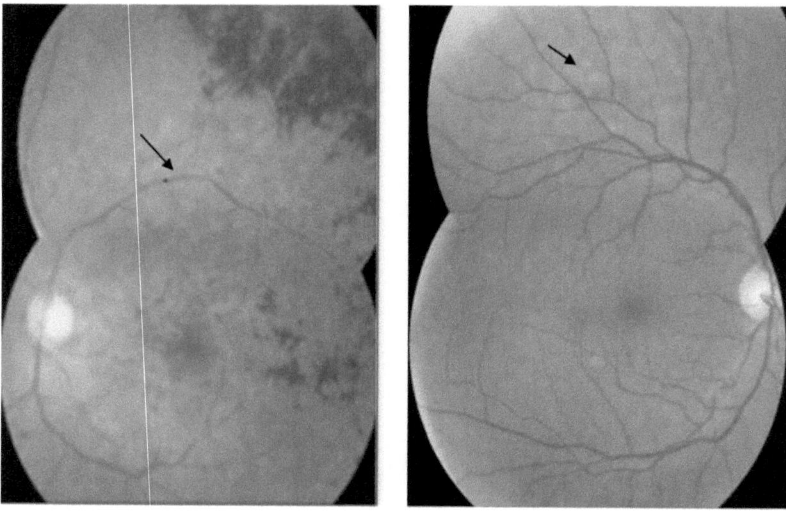

Figure 12 : FO : Préservation para-artériolaire

Figure 13 : FO : Dépôts jaunâtres périphérie.

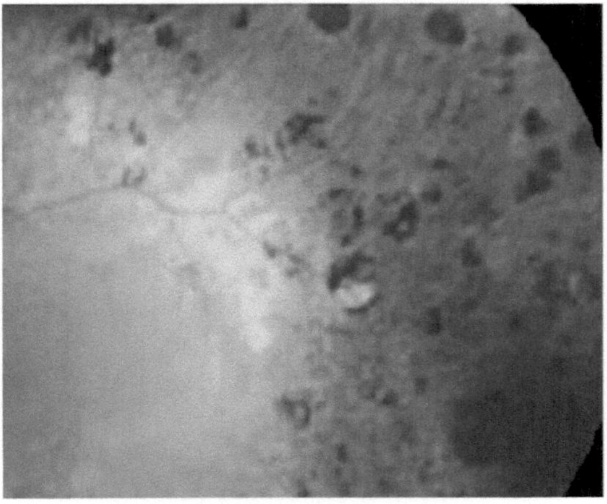

Figure 14 : FO : RP avec migration pigmentaire en mottes

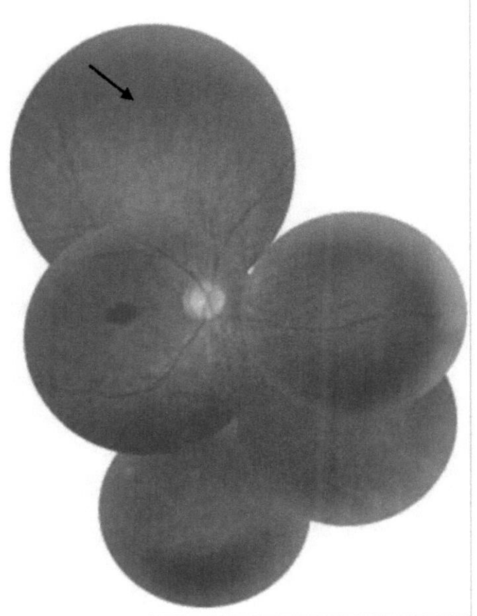

Figure 15 : FO : RP avec plages d'atrophie périphérique

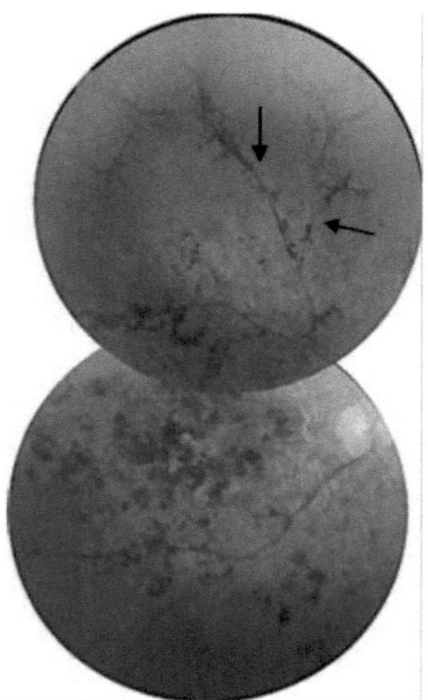

Figure 16 : FO : Migrations pigmentaires suivant le trajet des vaisseaux

c. Vaisseaux :

Les vaisseaux étaient grêles dans 96,5% des cas, et de calibre normal dans 3,5% des cas.

d. Nerf Optique :

Le nerf optique était pâle dans 94,8% des cas, d'aspect cireux dans 3,9% des cas et de coloration normale dans 1,3% des cas.

e. Répartition anatomique :

Parmi les 200 patients atteints de RP, et en dehors des 36 patients avec ACL, 174 patients avaient une atteinte type bâtonnet-cône, 25 avaient une RP type cône-bâtonnet et un cas avait une RP sectorielle.

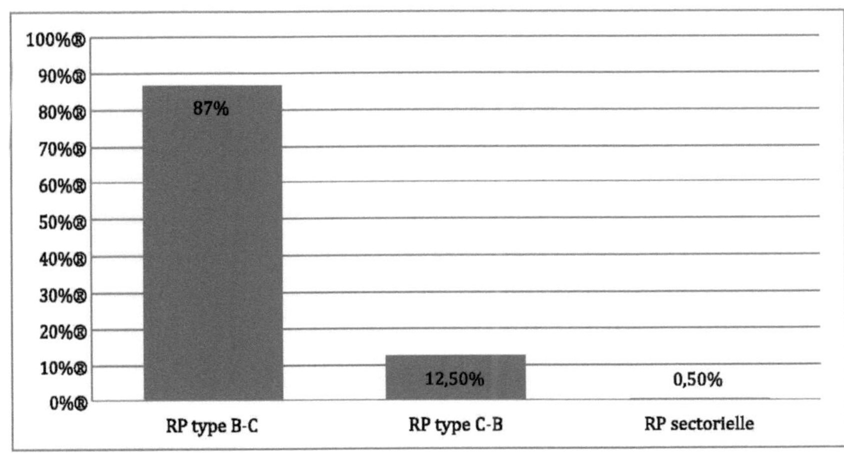

Figure 17 : Répartition des RP non syndromiques selon le type d'atteinte prédominant sur les cônes ou sur les bâtonnets

e.1. RP classique : dystrophie type bâtonnet-cône

Le type bâtonnet-cône était prédominant dans notre étude avec un taux de 87% des RP non syndromiques.

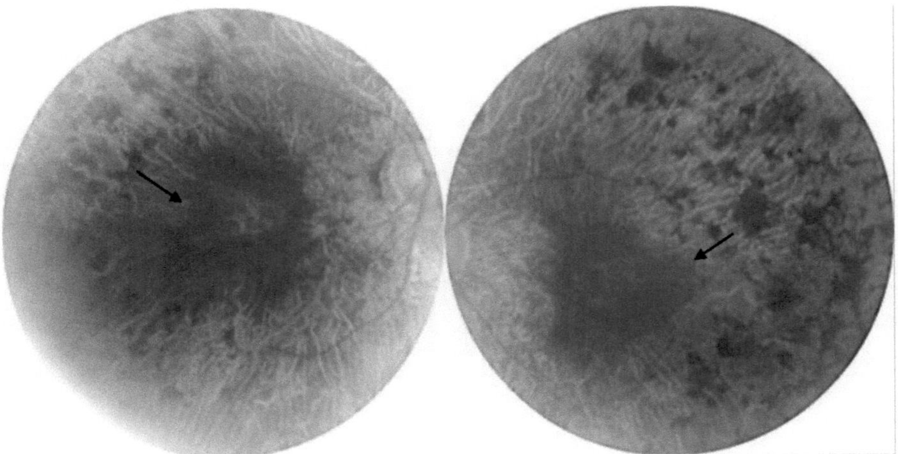

Figure 18 : FO : Dystrophie type bâtonnet-cône à un stade avancé avec persistance d'un ilot central et atrophie de tout le reste de la rétine

e.2. RP de type cône-bâtonnet :

Le type cône-bâtonnet n'était présent que dans 12,5% des RP non-syndromiques.

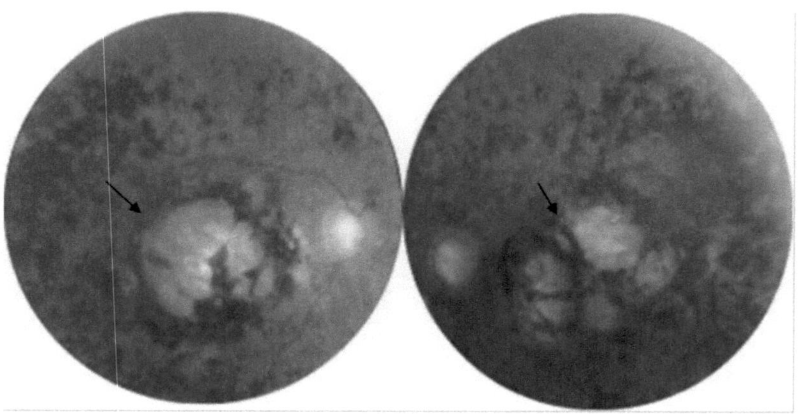

Figure 19 : FO : Dystrophie de type cône-bâtonnet avec atrophie pseudo- colobomateuse de la macula

5. Caractéristiques génétiques :

5.1. Type de transmission :

Le principal mode de transmission retrouvé chez nos patients était autosomique récessif, suivi des cas sporadiques. Les formes autosomiques dominantes et liées à l'X représentaient une minorité.

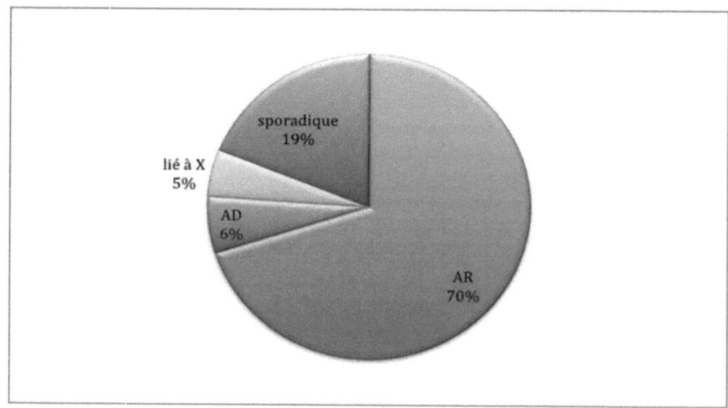

Figure 20 : Pourcentage des différents types de transmission des RP non syndromiques

5.2. Distribution génétique :

L'étude génétique a mis en évidence 20 gènes différents responsables des RP non syndromiques. Les gènes responsables de chaque phénotype sont résumés dans le tableau ci-dessous.

Tableau I: les gènes en cause de chaque phénotype.

	Nbr	Gènes
ACL	12	**6 RPE65**, 2 RPGRIP1, 2 PDE6b, PROM1, GUCY2D.
EORD	19	**10 CERKL**, 2 NMNAT1, 2 MYO7A, 2 CRB1, NR2E3, PDE6a, RDH12.
RP classique	30	**6 PDE6b**, 3 C8ORf37, 3 CRB1, 3 NR2E3, 3 ZNF408, 2 RDH12, 2 CNGB1, 2 PRH2, 2 RHO, PDE6a, RPE65, FAM161A, USH2.
CRD	1	CDHR1.

Le gouvernorat de Nabeul a abrité le plus grand nombre de gènes différents soit 5 gènes parmi les 20 gènes identifiés responsables de RP non syndromiques.

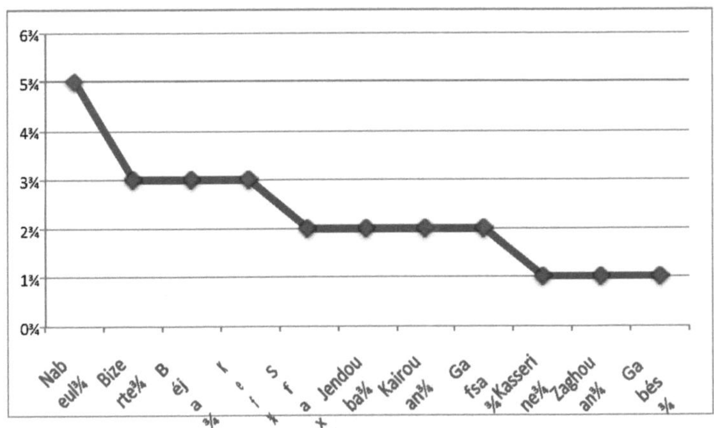

Figure 21 : Répartition géographique des gènes responsables de RP non syndromiques

B. RP syndromiques :

1. Caractéristiques sociodémographiques:

1.1. Age :

L'âge moyen était de 23,03 ± 15,95 ans

L'âge d'apparition des symptômes était de 10,2 ± 10,85 ans avec des extrêmes allant de la naissance à 44 ans.

1.2. Genre :

21 patients (55,3%) étaient de sexe masculin et 17 patients (44,7%) de sexe féminin. Le sex ratio était de 1.2

2. Répartition selon le phénotype :

Vingt-deux patients étaient atteints de maladie de Usher soit 57,9% des RP syndromiques et 5,9% de toutes les dystrophies rétiniennes et 10 patients étaient atteints du syndrome de Bardet Biedl (BBS) soit 26,3% des RP syndromiques et 2,7% des dystrophies rétiniennes. Les autres avaient des formes rares de RP syndromique à type de céroide lipofuscinose, RP à début précoce syndromique ainsi qu'une RP associé à d'autres signes extra-rétiniens (Glaucome, calvitie et retard mental) et qui ont représenté 15,8% des RP syndromiques.

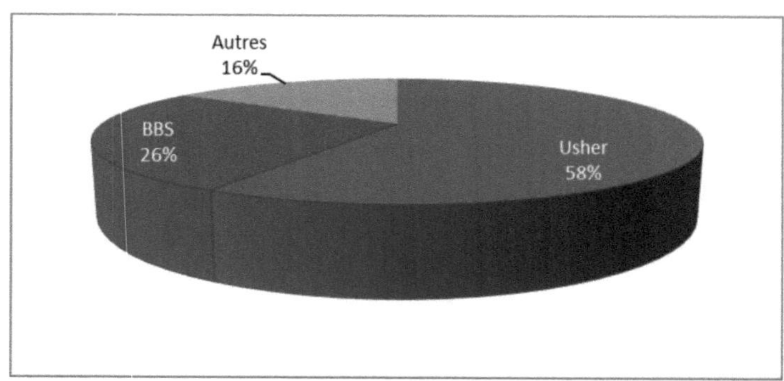

Figure 22: Fréquence des phénotypes des RP syndromiques

Dans le tableau 2 suivant, nous résumons les données cliniques de nos patients atteints de syndrome d'Usher et de syndrome de BB.

Tableau II: Particularités des principales RP syndromiques

RP syndromiques	Age moyen	Age de début	Sex ratio	Caractéristiques cliniques	Caractéristiques ophtalmoscopiques	Mode de transmission
Syndrome de Usher	26,8 ans	12,64 ans	0.83	BAV 72,7% Héméralopie 77,3% Photophobie 31,8%	Aspect de RP classique : macula d'aspect normal, migration pigmentaire en spicules en périphérie, des vaisseaux grêles et un nerf optique pâle	AR dans 100% des cas
BBS	21,95 ans	3,8 ans	2.33	BAV 70% Héméralopie 90% Photophobie 50%	Atrophie maculaire, migrations pigmentaire au pôle postérieur et en périphérie et papille pâle cireuse.	AR dans 100% des cas

3. Corrélations phénotype-génotype:

a. Syndrome d'Usher :

L'atteinte oculaire était à type de RP classique avec acuité visuelle centrale relativement conservée et au FO une RP typique avec une **zone maculaire** d'aspect particulièrement conservé, avec un bon **reflet fovéolaire**.

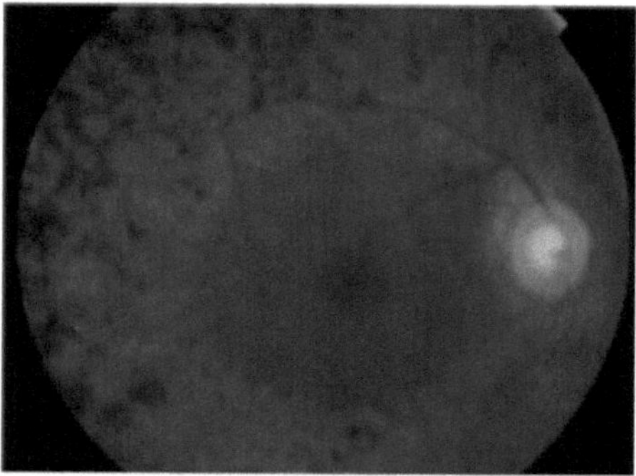

Figure 23 : Syndrome de Usher avec au FO des migrations intra-rétiniennes à type d'ostéoblastes et une Macula d'aspect normal

b. Syndrome de bardet Biedl:

L'atteinte oculaire était précoce et sévère à type de dystrophie cone-bâtonnet.

Les signes fonctionnels ont débuté à la première décade à type d'héméralopie et de baisse visuelle précoce.

Le FO a montré une atteinte sévère avec atrophie maculaire, migrations pigmentaires au pôle postérieur et en périphérie, vaisseaux grêles et papille pale cireuse.

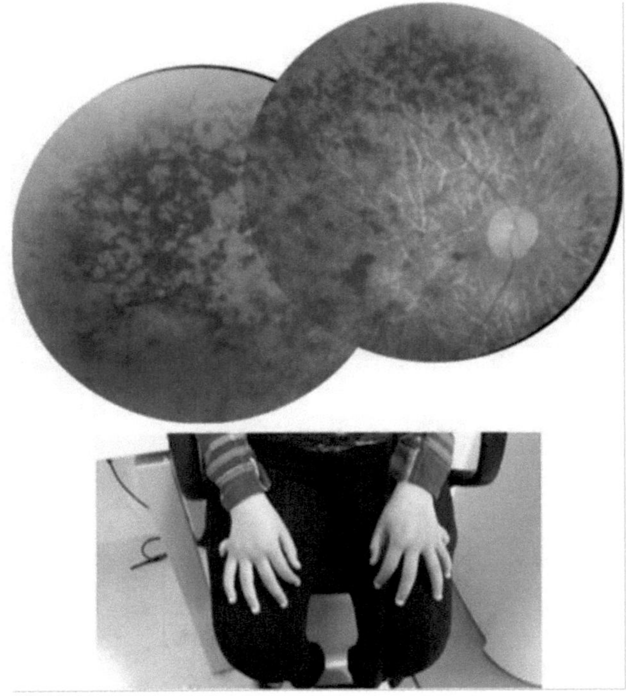

Figure 24 : Patiente de 20 ans atteinte de BBS : Obésité, polydactylie et atteinte rétinienne de type cône-bâtonnet

4. Autres RP syndromiques :

D'autres RP syndromiques ont été observées avec un taux nettement inférieur tels qu' un cas de ceroide lipofuscinose retrouvée chez un petit garçon de 4 ans, ainsi que d'autres associations de RP, à un retard mental, à une calvitie, à un glaucome.

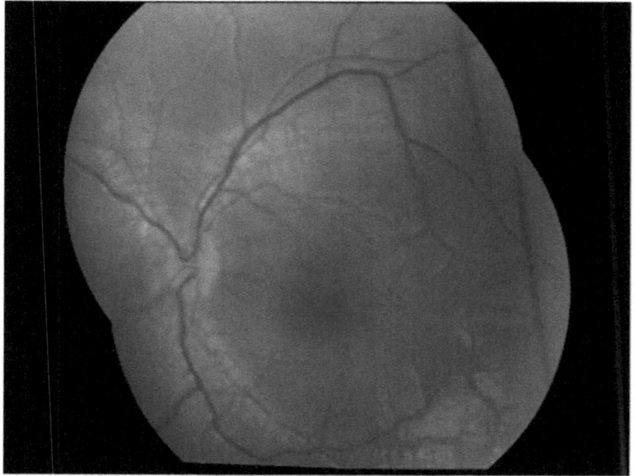

Figure 25 : Patient de 4 ans atteint de céroide lipofuscinose avec au FO (OG) un aspect normal malgré l'absence totale de fonction des cônes ou des bâtonnets

C. Dystrophies maculaires :

1. Caractéristiques sociodémographiques :

a. Age :

L'âge moyen était de 26,56 ± 15,28 ans.
L'âge d'apparition des symptômes était de 14,34 ± 15,81 ans.
La durée d'évolution de la maladie était de 12,16 ± 9,5 ans.

b. Genre :

Trente patients (44,1%) étaient de sexe masculin et 38 patients (55,9%) de sexe féminin. Le sex-ratio était donc de 0.8.

2. Répartition selon le phénotype :

C'est la maladie de STGD qui était la maculopathie la plus fréquente avec 54 patients atteints, suivie de la dystrophie progressive des cônes (DPC) chez 6 patients, de la maladie de Best chez 5 patients et enfin de la dystrophie de Caroline du Nord chez 3 patients.

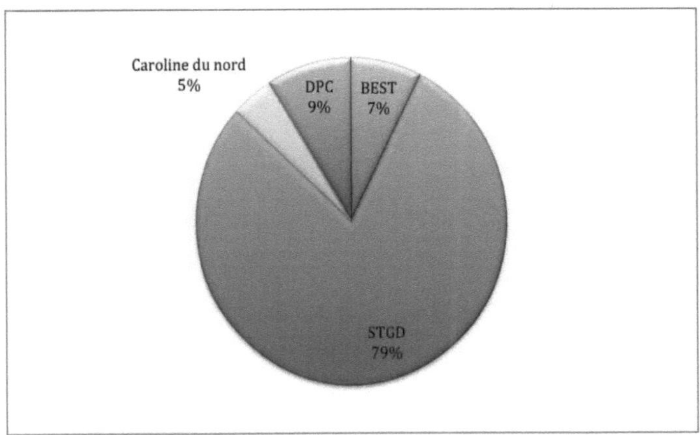

Figure 26 : Fréquence des différents phénotypes de dystrophies maculaires

2.1. Maladie de Stargardt :

54 patients parmi les consultants ont été diagnostiqués maladie de STGD ce qui représente 79,4% des dystrophies maculaires et 14,6% de toutes les dystrophies rétiniennes.

2.1.1. Caractéristiques sociodémographiques :

a. Age :

L'âge moyen des patients ayant consulté pour maladie de STGD était de 26,13 ans. L'âge moyen de début des symptômes chez ces patients était de 14,34 ans avec des extrêmes allant de la naissance à 55 ans.

b. Genre :

Il y avait 44,44% de patients de sexe masculin et 55,55% de sexe féminin ce qui correspond à un sex-ratio de 0.8.

2.1.2. Caractéristiques Cliniques :

Les principaux signes fonctionnels rapportés chez nos patients atteints de STGD étaient la BAV et la photophobie.

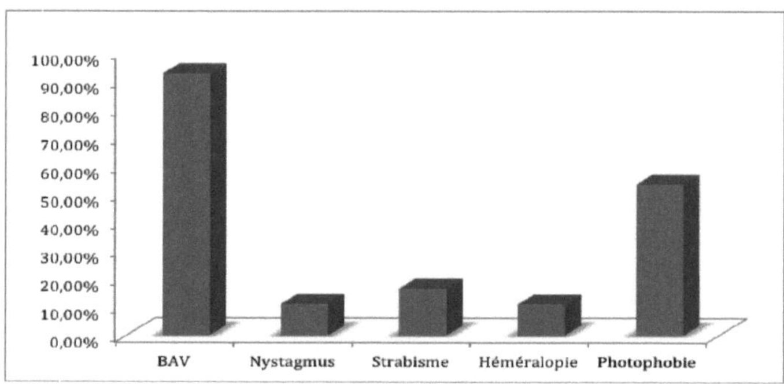

Figure 27 : Signes fonctionnels rapportés dans la maladie de STGD.

2.1.3. Caractéristiques phénotypiques :

Sur le plan clinique et en fonction du stade d'évolution:

- Trois patients avaient un FO normal (stade infraclinique qui a désorienté le diagnostic avant la réalisation des examens complémentaires).
- Douze patients étaient à un stade de début de la maladie (avec un remaniement maculaire poivre et sel sans dépôts et un aspect en bave d'escargot).
- Vingt quatre patients étaient au stade d'état (avec un aspect d'atrophie maculaire, de bronze battu ou de maculopathie en œil de bœuf associés à des taches flavimaculées étendues du pôle postérieur vers la périphérie).
- Quinze patients étaient au stade tardif avec une forme très évoluée de la maladie (avec une atrophie chorio-rétinienne diffuse ainsi qu'un remaniement pigmentaire).

2.1.4. Caractéristiques génétiques :

a. Mode de transmission :

La transmission s'est faite sous le mode AR dans 100% de cas.

b. Distribution génétique :

Le seul gène responsable de la maladie de STGD autosomique récessive est le gène ABCA4 qui a été retrouvé chez 9 de nos patients appartenant à 3 familles différentes.

c. Corrélation phénotype-génotype :

Dans deux familles apparentées A et B, nous avons identifié deux phénotypes différents par l'âge de début de la symptomatologie et la sévérité du phénotype, plus importante dans la famille A. La famille B présentait un aspect de Fundus Flavimaculatus sans atrophie maculaire. Après neuf ans de suivi, nous avons constaté une évolution vers un même phénotype sévère de la maladie. Ce phénomène a pu être expliqué par les résultats génétiques qui ont révélé une co- ségrégation de deux mutations aboutissant à une double délétion / duplication dans la famille A contre une simple délétion / duplication dans la famille B associée à une mutation ponctuelle sur le brin complémentaire.

2.2. Maladie de BEST :

Cinq patients avaient la maladie de Best soit 7,4% des dystrophies maculaires et 1,3% des dystrophies rétiniennes d'une façon générale.

2.2.1. Caractéristiques sociodémographiques :

a. Âge :

L'âge moyen de ces patients était de 36,2 ans.
L'âge moyen d'apparition des symptômes était de 29,6 ans avec des extrêmes allant de 7 à 49 ans.

b. Genre :

Le sex-ratio était de 0.7.

2.2.2. Caractéristiques Cliniques :

Les deux symptômes qui ont été observés sont la BAV dans 100% des cas et la photophobie dans 20% des cas.

2.2.3. Caractéristiques ophtalmoscopiques :

Le stade préclinique pré-vitelliforme a été identifié dans un œil, le stade vitelliforme dans cinq yeux, le pseudo-hypopion dans deux yeux et l'atrophie dans deux yeux.

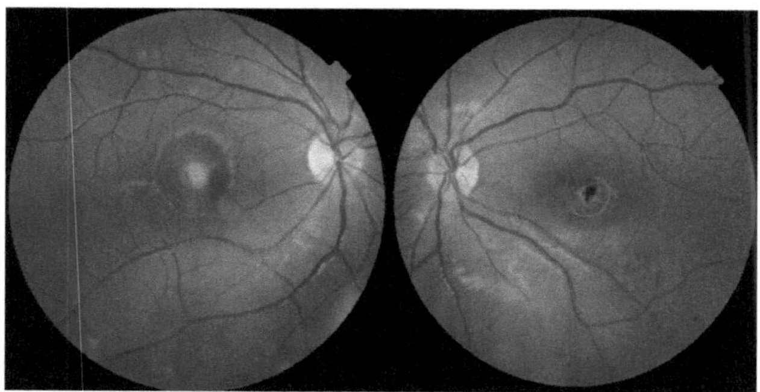

Figure 28 : Patient atteint de maladie de BEST avec :
Au Fo :OD= = Stade vitelliforme avec un aspect d'oeuf sur le plat, OG : aspect d'atrophie

2.3. Dystrophie progressive des cônes :

Chez six de nos patients, le diagnostic de dystrophie progressive des cônes (DPC) a été retenu.

2.3.1. Caractéristiques socio-démographiques :

a. Âge :

L'âge moyen des patients portant une DPC était de 40,8 ans.

L'âge moyen de début des symptômes était de 17,6 ans avec des extrêmes allant de 6 à 32 ans.

b. Genre :

Aucune prédominance de sexe n'a été retrouvée. Le sex-ratio était de 1.

2.3.2. Caractéristiques cliniques :

La BAV et la photophobie étaient présents chez tous les patients. Néanmoins, le nystagmus, le strabisme et l'héméralopie n'ont été retrouvés que chez un patient.

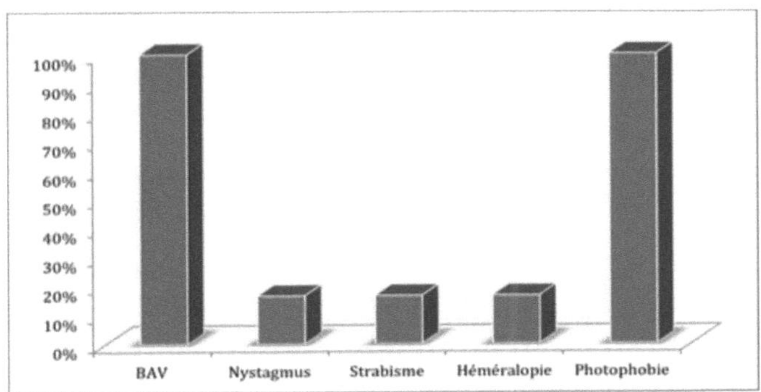

Figure 29 : Répartition des signes fonctionnels dans la dystrophie progressive des cônes

2.3.3. Caractéristiques ophtalmoscopiques :

Deux phénotypes ont été identifiés :

- Phénotype 1 : atrophie fovéolaire de taille variable en fonction de l'âge et de l'évolution de la maladie (2 patients)
- Phénotype 2 : atrophie péri-fovéolaire mieux visible en FAF par visualisation de l'anneau auto-fluorescent péri-fovéolaire (4 patients)

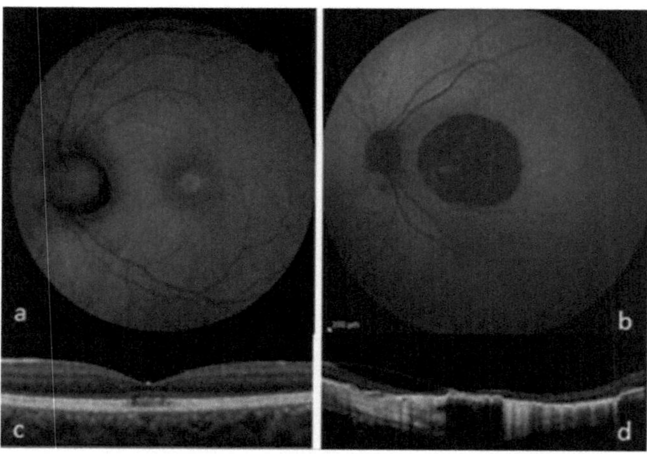

Figure 30 : Dystrophie progressive des cônes avec atrophie fovéolaire variable (a) et (b), OCT : Atrophie des couches rétiniennes externes rétro fovéolaire (c) et (d)

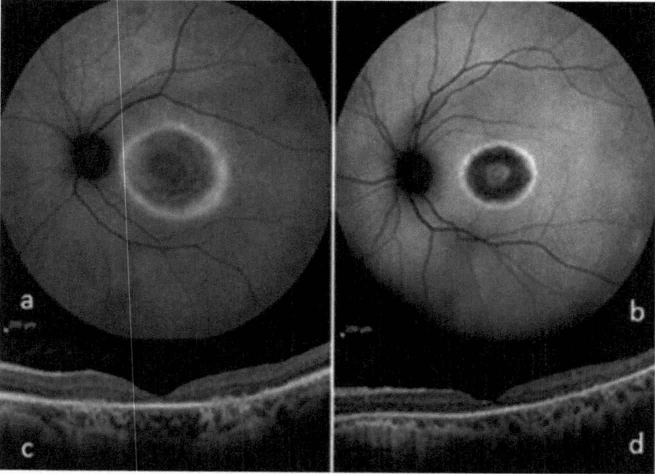

Figure 31 : Dystrophie progressive des cônes avec atrophie péri-fovéolaire. AF (a) et (b) : Hyper-AF annulaire péri-fovéolaire. OCT (c) et (d) : Atrophie des couches rétiniennes externes en péri-fovéolaire

2.4. Maladie de Caroline du Nord :

Trois cas de maladie de Caroline du Nord ont été retrouvés dans la population étudiée soit 4,4% des dystrophies maculaires et 0,8% des dystrophies rétiniennes d'une façon générale.

La figure ci-dessous représente les images d'une fille de 16 ans ayant une BAV avec une AV chiffrée à 3/10 aux 2 yeux.

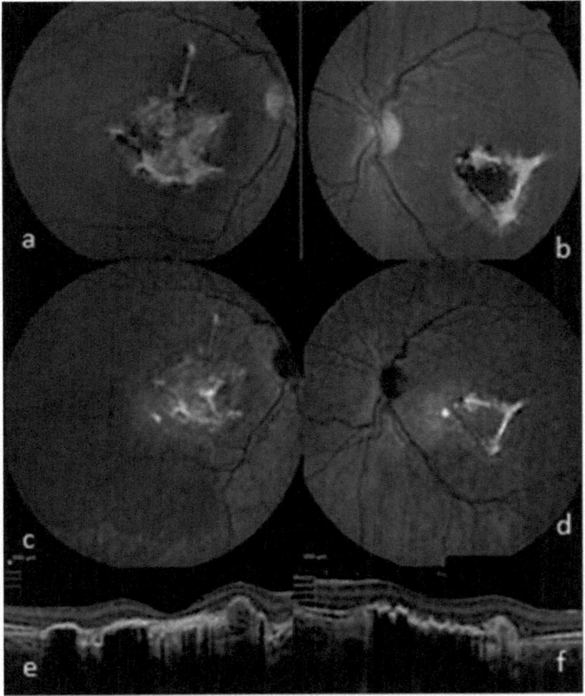

Figure 32 : FO (a et b): Atteinte maculaire bilatérale comportant des plages de fibrose et des zones de pigments, entourée de liserés fibreux.
AF (c et d) : Hyper-AF maculaire bilatérale
OCT (e et f): Excavation avec couches internes de la rétine

D. Les vitréo-rétinopathies :

1. Caractéristiques sociodémographiques :

a. Age :

L'âge moyen était de 33,08 ± 14,75 ans
L'âge d'apparition des symptômes était de 18,36 ± 18,48 ans avec des extrêmes allant de 2 mois à 35 ans.
La durée d'évolution de la maladie était de 12 ± 7,56 ans.

2. Caractéristiques cliniques :

La baisse de la vision a été trouvée chez 11 patients (100%), le nystagmus chez 1 patient (9,1%), le strabisme chez 2 patients (18,2%), l'héméralopie chez 7 patients (63,6%), et la photophobie chez 2 patients (18,2%).
L'acuité visuelle moyenne était de 2 ±0,74 LOGMAR.

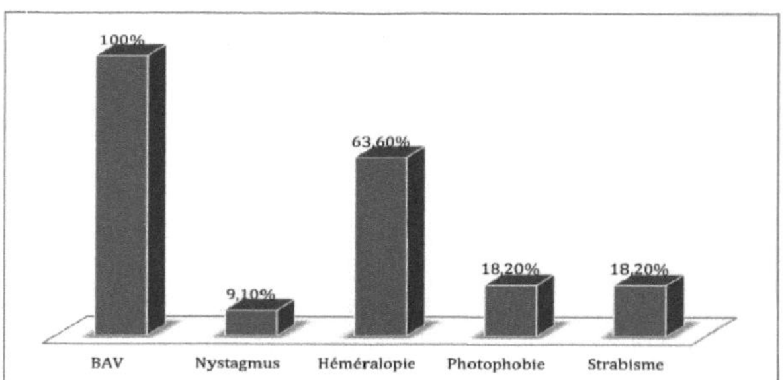

Figure 33 : signes fonctionnels dans les vitréo-rétinopathies

3. Répartition selon le phénotype :

Quatre patients étaient atteints de maladie de Goldmann Favre (36,4%), 6 patients atteints de Rétinoschisis lié à l'X (54,5%) et 1 patient atteint de vitréorétinopathie exsudative familiale (FEVR) (9,1%).

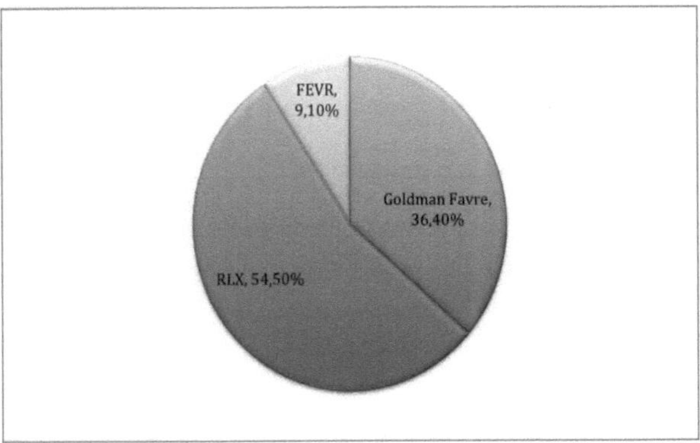

Figure 34 : Types de vitréo-rétinopathies dans notre série

3.1. Syndrome de Goldman Favre :

Quatre cas ont été retrouvés ce qui correspond à 1,1% des dystrophies rétiniennes.

3.1.1. Caractéristiques socio-démographiques :

a. Âge: L'âge moyen des patients était de 34,5 ans. L'âge moyen d'apparition des symptômes était de 14,33 ans avec des extrêmes allant de 4 à 35 ans.

b. Sexe: Le sex-ratio était de 0.3

c. Répartition géographique:

Les 4 cas appartenaient à 2 familles différentes dont l'une du gouvernorat de Kasserine et l'autre du gouvernorat de Monastir.

3.1.2. Caractéristique cliniques :

Les symptômes observés étaient la BAV et l'héméralopie dans 100% des cas, la photophobie dans 50% des cas et le strabisme dans 25% des cas. Aucun cas de nystagmus n'a été relevé.

3.1.3. Caractéristiques ophtalmoscopiques :

Plusieurs phénotypes ont été retrouvés, incluant :

- Atteinte vitréorétinienne à type de voiles.
- Atteinte maculaire à type d'œdème chez 2 patients et d'atrophie chez 2 autres.
- Dépôts jaunâtres en moyenne périphérie chez 2 patients.
- Migrations pigmentaires en cercle le long des arcades vasculaires chez 2 patients.

- Plages de fibrose chez une patiente.

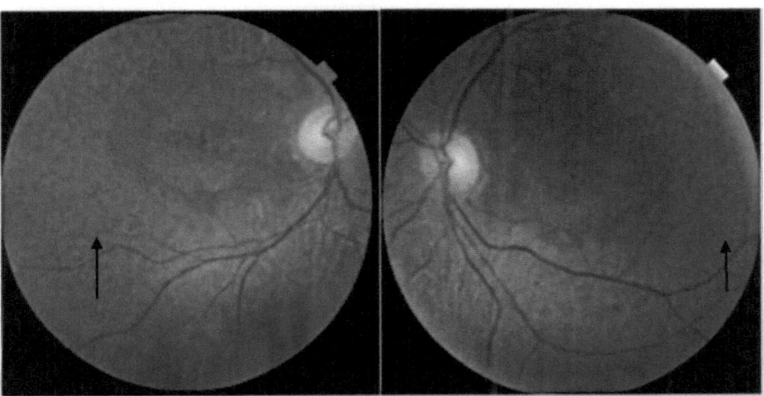

Figure 35 : Multiples plages d'atrophie circulaire le long des arcades vasculaires chez un patient de 39 ans ayant un syndrome de Goldman Favre par mutation du gène NR2E3

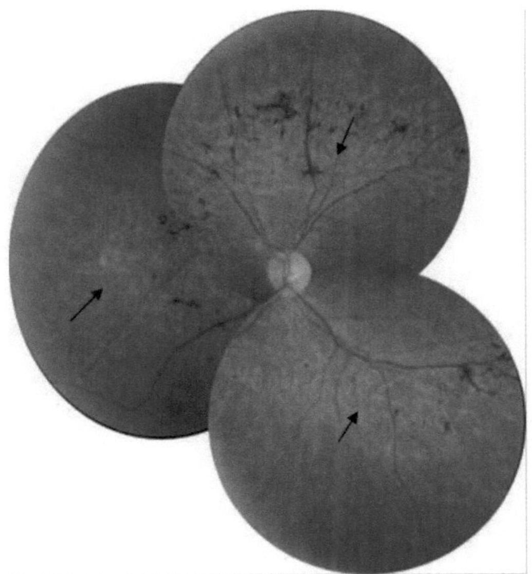

Figure 36 : Migrations pigmentaires le long des arcades vasculaires à disposition circulaire chez la sœur du patient de la figure 35

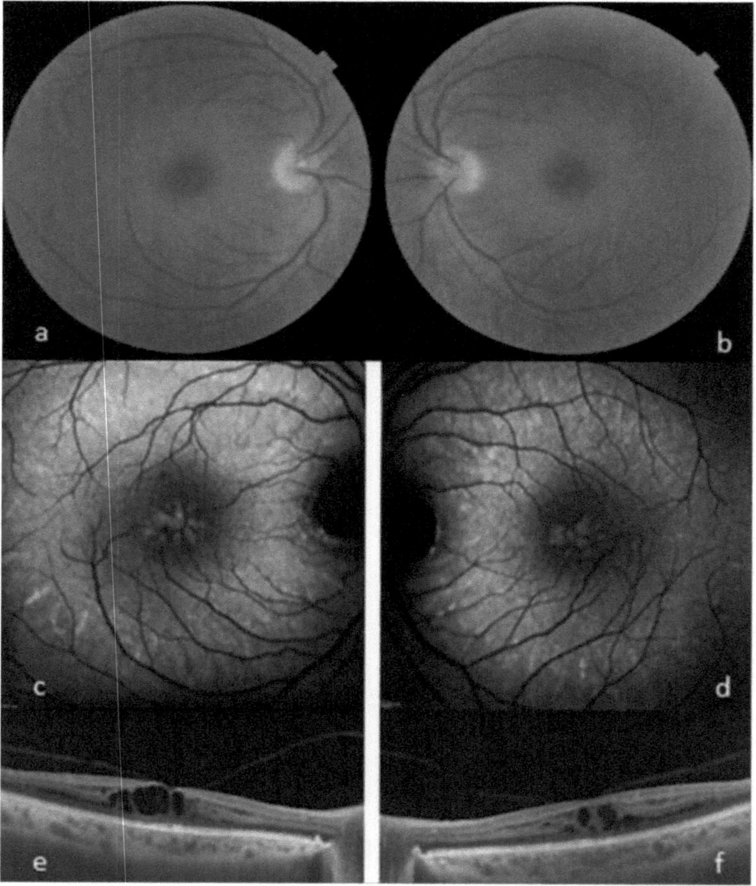

Figure 37 : Patiente de 30 ans, syndrome de Goldman Favre avec mutation du gène NR2E3

FO (a et b): Dépôts jaunâtres au pôle postérieur.

AF (c et d) : Hyper-AF des dépôts avec hyper-AF fovéolaire enpétales de rose.

OCT (e et f): Œdème maculaire cystoïde.

3.1.4. Caractéristiques génétiques :

a. Mode de transmission :

La transmission était AR dans 100% des cas.

b. Gènes :

Le gène responsable était le NR2E3 identifié chez 3 patients. Chez une patiente nous avons trouvé un digénisme avec une mutation associée dans le gène NRL.

3.2. Rétinoschisis lié à l'X :

Six cas de rétinoschisis lié à l'X (RLX) ont été retrouvés dans notre étude soit 1,62% des dystrophies rétiniennes.

3.2.1. Caractéristiques socio-démographiques :

a. Âge :

L'âge moyen des patients était de 23 ans.
L'âge moyen d'apparition des symptômes était de 8,8 ans avec des extrêmes allant de 2 mois à 25 ans.

b. Sexe:

Tous les patients étaient de sexe masculin.

3.2.2. Caractéristiques Cliniques :

Les symptômes observés étaient la BAV dans 100% des cas et l'héméralopie dans 28,57%.

3.2.3. Caractéristiques ophtalmoscopiques :

Sur le plan ophtalmoscopique, un schisis maculaire a été retrouvé chez tous les patients, associé à un schisis périphérique dans 60% des cas.

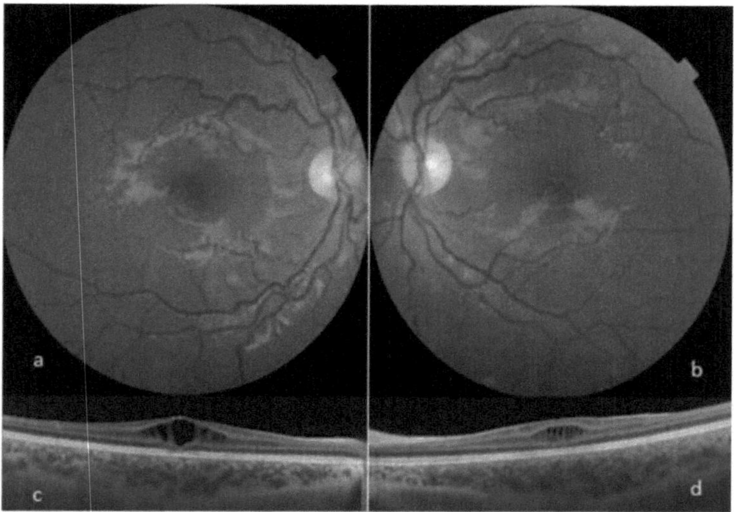

Figure 38 : FO d'un Patient de 26 ans atteint de RLX, FO (a et b): Remaniement maculaire. SS-OCT (c et d) : Schisis maculaire bilatéral.

3.3. Vitréo-rétinopathie exsudative familiale :

Un cas chez une fille de Kasserine a été observé. Les symptômes sont apparus à l'âge de 2 ans avec BAV, Nystagmus, Strabisme et héméralopie.

E. Choroïdérémie:

Deux cas ont été observés chez 2 hommes présentant comme principal symptôme une BAV.

Le FO a montré une atrophie choroïdienne étendue et diffuse, une absence de pigments en périphérie, des vaisseaux grêles et un nerf optique pâle.

La transmission était liée à l'X.

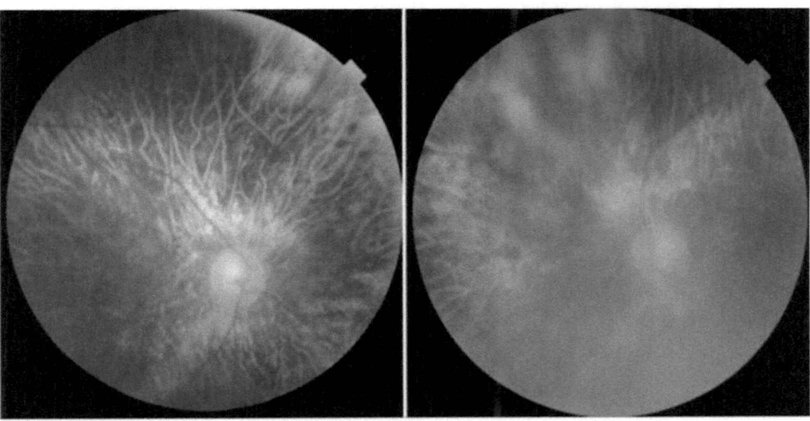

Figure 39 : Patient âgé de 65 ans ; BAV depuis 15 ans avec au FO une atrophie chorio-rétinienne étendue touchant toute la rétine

F. Affections stationnaires :

1. Caractéristiques sociodémographiques :

a. Age :

Quinze patients ont été examinés. L'âge moyen était de 28 ± 12 ans.

L'âge d'apparition des symptômes était de 18,36 ± 18,48 ans.

La durée d'évolution de la maladie était de 22 ± 12 ans.

b. Genre :

Dix patients étaient de sexes masculins et cinq patients de sexe féminin soit un sex-ratio à 2.

2. Répartition selon le phénotype :

Trois patients étaient atteints d'héméralopie stationnaire dont deux avec un fundus albipunctatus (36%), 8 patients atteints d'achromatopsie (54%) et 4 patients avaient un albinisme, oculo-cutané chez 3 patients et oculaire pur chez un patient.

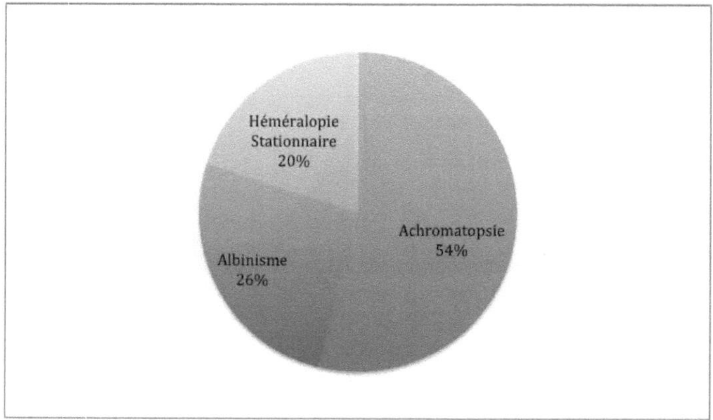

Figure 40 : Répartition des formes stationnaires dans notre série

3. Caractéristiques cliniques:

a. Héméralopie essentielle :

Trois cas d'héméralopie essentielle ont été recensés dans notre série soit 0,8% des dystrophies rétiniennes. On a identifié parmi eux deux cas de Fundus Albipunctatus au gouvernorat de Kairouan ce qui représente 13,3% des affections stationnaires et 0,5% des dystrophies rétiniennes. Il s'agit d'un frère et de sa sœur qui ont eu la maladie à un âge jeune et qui ont présenté comme principal symptôme une BAV ± héméralopie ou photophobie. Au FO, on a observé des tâches blanchâtres en moyenne périphérie.

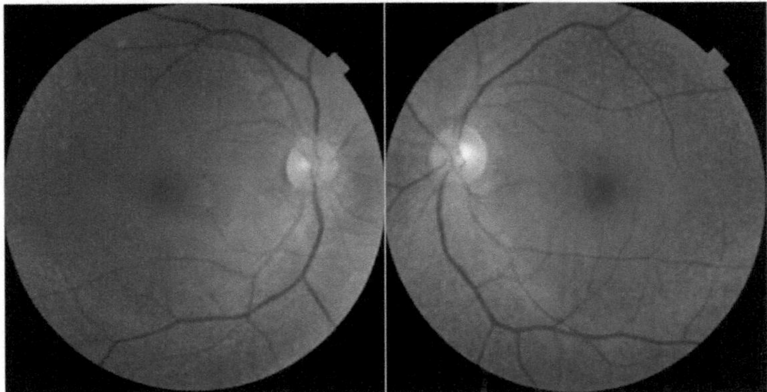

Figure 41 : FO d'un patient avec fundus albipunctatus montrant de multiples tâches blanches à disposition radiaire autours de la fovéa, la papille, la macula et les vaisseaux sont d'aspect normal

b. Achromatopsie:

Huit cas d'achromatopsie ont été retrouvés dans notre étude. Le principal symptôme était la photophobie. Tous les patients ont décrit une photophobie dès la naissance avec un nystagmus chez 6 patients. Le champ visuel périphérique était conservé.

c. Albinisme :

Quatre cas d'Albinisme ont été retrouvés soit 26% des affections stationnaires et 1,1% des dystrophies rétiniennes en général, dont une famille de Bizerte avec 3 patients ayant un albinisme oculo-cutané et un cas simplex d'albinisme oculaire. L'âge moyen des patients était de 11 ans et demi. La maladie a débuté dès la naissance chez tous les patients.

Les symptômes observés chez tous les patients étaient la BAV, le nystagmus et la photophobie.

DISCUSSION

I. Principaux résultats :

Notre étude a concerné 370 patients appartenant à 294 familles différentes ayant consulté l'unité UR 10/04 puis le laboratoire de recherche en oculo-génétique LR 14SP01 du service du Pr Leila El Matri de l'Institut Hédi Rais d'ophtalmologie de Tunis. Elle a révélé une hétérogénéité tant sur le plan clinique que génétique et moléculaire des dystrophies rétiniennes héréditaires.

Les cas étudiés étaient à 36% multiplex et 64% simplex avec un taux élevé de consanguinité atteignant les 76%.

Concernant la répartition géographique, le gouvernorat de Nabeul a abrité le plus grand nombre de nos patients avec un taux de 19,6% des consultants suivi du gouvernorat de Béja (10,6%). Ainsi, le chiffre le plus important de RP a été trouvé dans le gouvernorat de Nabeul avec un taux de 23,5% des RP. Les dystrophies maculaires étaient majoritairement présentes dans les gouvernorats de Nabeul et de Gafsa à un taux égal de 14,1% des dystrophies maculaires.

Concernant le niveau scolaire de ces patients, 7,4% étaient analphabètes, 31,4% ont atteint l'école primaire, 38% se sont arrêté au lycée et 19% on pu faire des études supérieures.

Les RP non syndromiques étaient prédominantes avec une fréquence de 63,8%. Plusieurs phénotypes ont été identifiés selon l'âge d'apparition des symptômes; à savoir l'amaurose congénitale de Leber (15,2%), la RP à début précoce (22%), la RP classique qui a le taux le plus important (62%) et la RP tardive, assez rare, (0,8%). Dans le groupe des RP syndromiques dont le fréquence relative était de 10,3%, c'est le syndrome de Usher qui était le plus fréquent (57,9% des RP syndromiques) associant une surdité neurosensorielle à la RP. Le syndrome de Bardet Biedl a été observé avec un taux de 26,3%. D'autres formes syndromiques moins fréquentes ont été observées incluant la Céroide lipofuscinose (2,6%) et la RP associée à des signes extra-rétiniens (glaucome, calvitie, retard mental) (13,2%).

Les dystrophies maculaires héréditaires ont représenté 18,4% des consultants et la maladie de Stardardt était au premier rang (79,4% des atteintes maculaires). Les autres maculopathies qui ont été observées dans notre étude, avec une fréquence nettement inférieure, sont la maladie de Best ou dystrophie maculaire vitelliforme (7,4%), la maladie de Caroline du Nord (4,4%) et la dystrophie progressive des cônes (8,8%).

Par ailleurs, notre étude a aussi recensé des cas de vitréo-rétinopathies qui ont représenté 3% des consultants et qui ont englobé le rétinoschisis lié a l'X avec un taux de 54,5%, la maladie de Goldman Favre avec un taux de 36,4% et un cas de vitréo-rétinopathie exsudative familiale (9,1%).

Nous avons également eu des affections stationnaires qui ont représenté 4% des consultants et qui ont englobé le Fundus Albicantus (13,3%), l'achromatopsie (53,3%), l'albinisme (26,7%) et l'héméralopie stationnaire (6,7%). Enfin deux cas de choroidérémie ont été trouvés soit 0,5% des dystrophies rétiniennes.

L'étude génétique a été contributive chez 71 patients sur 370 appartenant à 37 familles sur les 294 étudiées, et a identifié 22 gènes différents. Plusieurs nouvelles mutations ont été identifiées.

II. Intérêt de l'étude :

Les hérédo-dégénérescences rétiniennes représentent un groupe de maladies rares responsables d'une atteinte bilatérale et évolutive et qui ont un dénominateur commun : la perte progressive des photorécepteurs et de l'épithélium pigmentaire avec comme principal symptôme la baisse de l'acuité visuelle, ce qui représente un problème de santé publique vu l'impact sur la vie sociale, scolaire et professionnelle des patients. Malgré un taux relativement élevé de ces affections dans notre pays du fait de taux élevé de consanguinité il existe peu voire pas de données épidémiologiques sur ces différentes affections.

Le but de ce travail est de rapporter la fréquence relative de ces différentes affections, le pourcentage de gènes identifiés et d'établir des corrélations phénotype-génotype. Cela permet de guider le diagnostic étiologique, d'approfondir les recherches moléculaires et d'orienter vers l'attitude thérapeutique. Ainsi, il sera possible de proposer aux familles un diagnostic précoce et un conseil génétique prénatal pour une meilleure prise en charge des patients et de leurs familles et pour un certain nombre d'entre eux des thérapies d'avenir, à savoir la thérapie génique et la greffe de cellules souches.

Un diagnostic précis et un suivi spécialisé sont indispensables pour une meilleure prise en charge globale de ces patients avec éventuelle participation aux protocoles de recherche.

III. Biais et limites de l'étude :

A. Nature de la population :

Notre étude a concerné les patients qui ont consulté au service d'ophtalmologie B de l'Institut Hédi Rais de Tunis qui draine essentiellement la population du nord de la Tunisie. Cette population ne constitue pas un échantillon représentatif de la population tunisienne portant une hérédo-dégénérescence rétinienne. En conséquence, la généralisation de nos résultats reste limitée.

B. Recueil des données :

Les données de notre étude ont été recueillies à partir des fiches d'oculo-génétique des familles qui ont consulté à l'unité de recherche UR 10/04 puis au laboratoire de recherche LR14SP01 entre 2004 et 2016. Certaines informations manquaient à certains dossiers. Ceci représente un biais d'information limitant la généralisation de nos résultats.

C. Type de l'étude :

Notre étude est rétrospective, et l'un des avantages des études rétrospectives est qu'elles permettent d'accumuler des données concernant de forts contingents de patients et qu'elles limitent le biais de sélection. En revanche, l'une de leurs principales faiblesses est qu'elles soient propices à l'omission de beaucoup de données qui pourraient par la suite se révéler importantes voire nécessaires à l'étude ; une des raisons pour laquelle nous n'avons pas inclus les dossiers incomplets.

D. Nature des pathologies :

Les dystrophies rétiniennes sont un groupe hétérogène de pathologies souvent sous-diagnostiquées par les ophtalmologistes en terme de diagnostic étiologique précis, et sont mal orientées aux centres de référence du fait de l'absence de thérapie actuellement validée.

IV. Discussion des résultats :

Une dystrophie est un processus dégénératif atteignant prématurément les éléments histologiques sans cause apparente, simplement parce que le terme de vie de ces éléments

est atteint. Les dystrophies rétiniennes correspondent à une perte constante et progressive des cellules de la rétine avec atteinte primitive des photorécepteurs ou des cellules de l'épithélium pigmentaire. Une dystrophie rétinienne est à évoquer devant une atteinte visuelle bilatérale et évolutive en l'absence de causes inflammatoire, toxique ou paranéoplasique.

A. Résultats Généraux :

1. Prévalence :

Les hérédo-dégénérescences chorio-rétiniennes sont des affections responsables de malvoyance ou de cécité en Tunisie et dans le monde. Leur prévalence est estimée à 1/2000 à 1/3000 dans le monde [1]. En Tunisie, il n'y a pas de registre permettant de calculer ces valeurs. Notre série ne correspondant pas à un échantillon représentatif de la population ne nous permet pas de calculer ces valeurs.

Les hérédo-dégénérescences chorio-rétiniennes affectent tous les âges de vie, avec des âges de début très variables allant dans notre série, de la naissance à 60 ans pour certaines entités (choroidopathies, RP tardive). Cela rejoint les données de la littérature où on trouve des âges de début allant de 3 mois [2] à 80 ans [3].

Nous avons pu séparer les affections à prédominance maculaire trouvées dans 18,4% de nos patients et à 20% dans la série de Bocquet et al [4] et les pathologies avec atteinte de la rétine périphérique au niveau desquelles on a pu identifier les RP non syndromiques représentant le groupe le plus fréquent (63,8%) rejoignant les données de la littérature avec des fréquences estimées à 56% dans la série Française, 70 à 80% d'après Auyso et Milan [5], 53,3% dans une population adulte Danoise [2] et un taux moindre dans une population plus jeune d'enfants [6]. On a également identifié des RP syndromiques dans 10,3% des cas, moins que dans la série française (14%) [4] et encore moins que dans la série Danoise [2]. Les vitréo-rétinopathies étaient présentes dans 3% des cas et ce plus que la série Danoise adulte (0,6%) et infantile (1%). Les choroidopathies étaient les plus rares chez nous avec une fréquence à 0,5% des cas et les affections stationnaires ont été retrouvées dans 4% des cas.

Dans le tableau suivant, nous résumons les fréquences relatives des principales hérédo-dégénérescences retrouvées dans notre série en les comparant aux principales séries ayant traité du même sujet.

Tableau III: Tableau comparatif avec des résultats retrouvés en Europe.

	RP non syndromique	RP syndromique	Maculopathie	Affections stationnaire	Choroiderémie
Notre étude	65,7%	8,9%	16,8%	4,9%	0,5%
Bocquet B et al	56%	14%	20%	7%	
Ayusco et al	70-80%				
Bertelsen M et al(2014)	53,3%	27,5%		0,6%	1,5%
Bertelssen M et al (2013)	23%			1%	

En 1991, Turut et al. [7] ont présenté dans le rapport de la société française de rétine la prévalence des dystrophies rétiniennes où, comme dans notre étude, les RP non syndromiques étaient prédominantes, le syndrome de Usher était la forme la plus fréquente des RP syndromiques et la maladie de STGD la forme la plus fréquente des dystrophies maculaires. Les résultats sont résumés dans le tableau ci- dessous.

Tableau IV: Prévalence des dystrophies rétiniennes en France.

	Cas observés	Incidence annuelle	Cas estimés	Incidence estimée	Prévalence (1/...)
PÉRIPHÉRIQUES					
Retinitis pigmentosa	584	32,61	931	23,67	4 225
Cone-rod dystrophies	111	6,17	176	4,48	22 341
Maladie de Leber	41	2,28	65	1,65	60485
Syndrome de Usher	36	2,00	57	1,45	68 886
Syndrome de Bardet-Bield	23	1,28	36	0,93	107 822
Lipofuscinoses	22	1,22	35	0,89	112 723
Vitréoretinopathies	21	1,17	33	0,85	118 090
Nyctalopia congenital	20	1,11	32	0,81	123 995
Affections choroïdiennes	38	2,11	56	1,43	70 048
Choroidérémie	15	0,83	22	0,56	177454
Atrophie gyrée	13	0,72	19	0,49	204754
MACULAIRES					
Maladie de Stargardt	286	5,90	431	10,91	8627
Rétinoschisis lié au sexe	93	5,17	140	3,55	28 092
Dystrophie des cones	33	1,80	48	1,22	81 937
Maladies flavimaculées	31	1,72	47	1,19	83 680
Maladie de Best	106	5,89	175	4,45	22 483
Maladie de Gass	51	2,83	84	2,14	46 729
TOTAL	**1660**	**92,22**	**2 639**	**67,28**	**1490**

Pour homogénéiser notre travail, nous avons exclu de notre série les patients avec atteinte héréditaire du nerf optique à savoir la neuropathie optique de Leber, l'atrophie optique dominante ou récessive et les neuropathies syndromiques. En effet, nous avons jugé plus clair de traiter uniquement les dystrophies rétiniennes qui présentent, malgré leur dénominateur commun: perte progressive des photorécepteurs et de l'épithélium pigmentaire, une grande hétérogénéité. Ainsi cette étude ne présente pas les résultats exhaustifs du travail du laboratoire LR14SP01 bien que les dystrophies de la rétine et particulièrement les rétinopathies pigmentaires représentent les principales pathologies explorées dans notre laboratoire. D'ailleurs, dans la série de Bocquet, les neuropathies optiques héréditaires représentaient uniquement 8,6% de l'ensemble des dystrophies du segment postérieur [4].

2. Données épidémiologiques :

Dans notre série, l'âge moyen au moment des investigations était 30,33 ± 17,17 ans contre des valeurs à 20,3 ± 18,9 ans dans d'autres séries [8]. Ainsi, on remarque que la prise en charge en centre spécialisé est relativement tardive chez nos patients. Cela peut s'expliquer par l'existence d'un nombre très limité de centres de référence traitant des maladies génétiques en général et des dystrophies héréditaires de la rétine plus précisément, et de l'absence de centres de recherche ciblés sur les thérapies futures dans ce domaine.

En prenant compte de la répartition géographique de ces atteintes, c'est la région du Cap Bon qui vient au premier rang avec le taux de dystrophies le plus élevé. Cela s'explique par le taux de consanguinité très élevé dans cette région et en Tunisie d'une façon générale, estimé entre 30 et 39% par une étude mondiale [9], mais aussi du fait de la localisation géographique de notre service. En effet, nous avons tendance à recevoir les patients du nord et du centre de la Tunisie plus que ceux du sud.

Nous avons recensé 238 cas simplex contre 132 cas multiplex. On note une fréquence plus élevée de forme multiplex (36%) contre des valeurs à 12% dans les séries du Danemark [2].

Le mode de transmission était autosomique récessif dans 75% des cas, AD dans 6% des cas, lié à l'X dans 5% des cas et sporadique dans 14% des cas contrairement aux pays occidentaux où la transmission AR ne représente que 15% et l'AD 20% des cas. La plupart des cas étaient sporadiques [4]. Cette différence est probablement due au taux élevé de consanguinité dans notre pays.

3. Caractéristiques cliniques

Dans notre série nous avons réparti les dystrophies rétiniennes en plusieurs catégories en se basant sur les signes anamnestiques (progression de la maladie, mode de transmission), fonctionnels (vision des couleurs, champ visuel, électrophysiologie) et morphologiques (tomographie à cohérence optique, clichés en autofluorescence) et après analyse des dernières recommandations de classification de ces pathologies [10].

Ainsi, nous avons identifié les patients avec:

- Atteinte centrale présentant une baisse de la vision, une photophobie, une modification de la perception des couleurs, un syndrome maculaire (scotome et exceptionnellement des métamorphopsies)

    - Atteinte périphérique avec héméralopie, gêne au changement d'éclairage, gêne au déplacement et maladresse.

4. Caractéristiques génétiques

Dans le monde, il y a eu une grande avancée dans le diagnostic moléculaire des dystrophies rétiniennes. Plus de 250 gènes sont découverts jusqu'à nos jours.

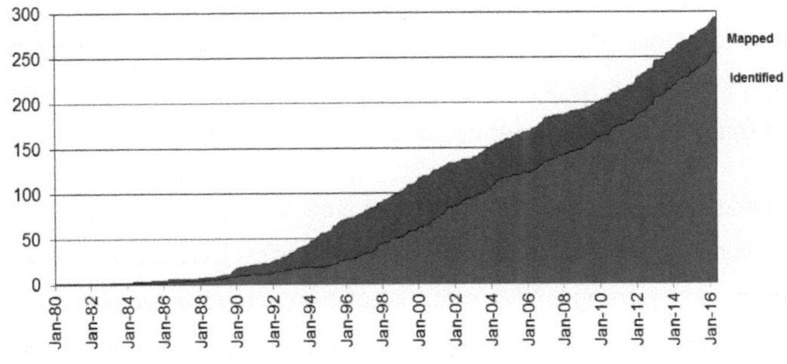

Mapped and Identified Retinal Disease Genes 1980 - 2016

Figure 42 : Découverte des gènes de dystrophie rétinienne et du nerf optique dans le monde

(d'après http://www.sph.uth.tmc.edu/Retnet)

Hamel C [12] illustre les principaux gènes responsables de dystrophies rétiniennes en précisant l'action de chaque gène et son rôle dans la fonction visuelle dans le schéma ci-dessous (figure 43).

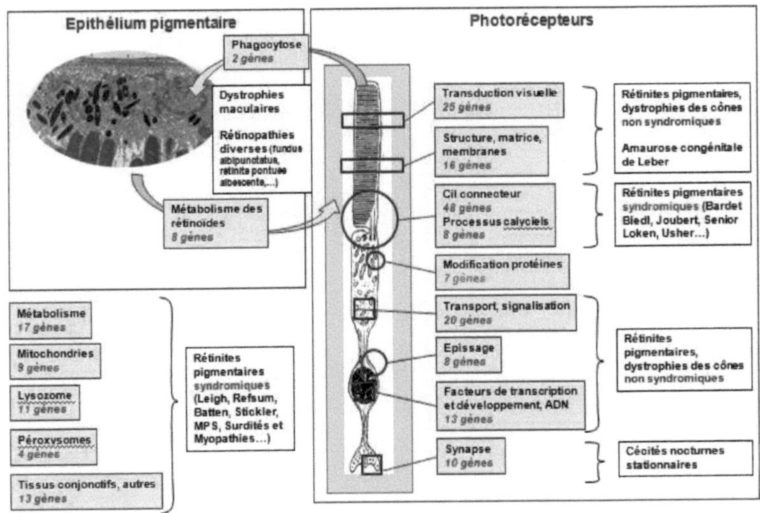

Figure 43: Dystrophies rétiniennes héréditaires: 250 gènes identifiés [12]

Le résultat génétique était positif dans 19,2% des cas. Ce résultat a été nettement amélioré par l'avènement des nouvelles techniques de séquençage à haut débit utilisées dans les pays occidentaux [2,4,11], chez qui l'analyse génétique était contributive jusqu'à plus de 70% des cas. Notre taux de résultats génétiques positifs reste inférieur du fait du coût très élevé et du manque de matériel. En effet, nos chiffres rejoignent les taux de résultats génétiques positifs de 15 ans en arrière pour les séries Européennes avec des valeurs à 12% [12] et 21% [13].

Cependant, nous avons pu nettement améliorer nos résultats ces dernières 5 années, comparativement à nos premières analyses basées sur les anciennes techniques de séquençage, et ce grâce à notre collaboration avec l'IRO à Sion qui nous a permis d'appliquer les techniques de séquençage haut débit avant même leur introduction en Tunisie [14-17].

Il est à noter qu'il existe aussi bien dans notre série, que dans les données de la littérature [12] un continuum génétique entre les différents types de dystrophies comme le montre le schéma suivant (figure 87).

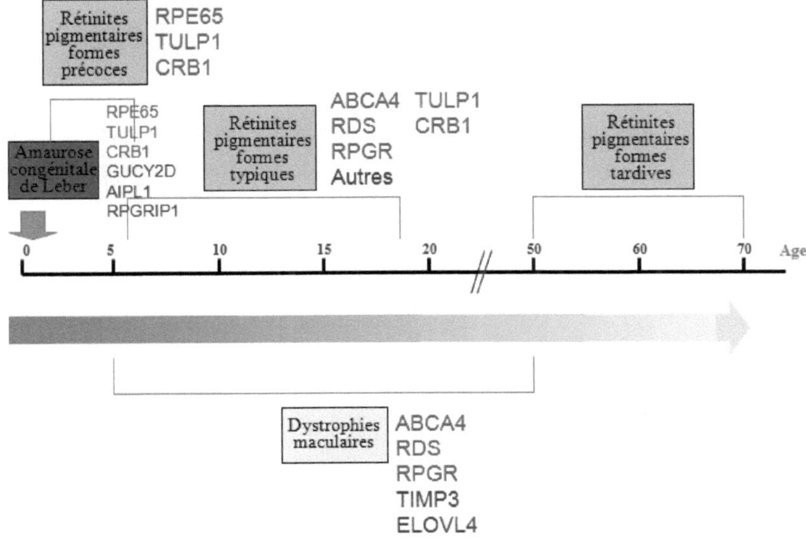

Figure 44 : Principaux gènes responsables des différentes dystrophies rétiniennes Les gènes en rouge sont trouvés dans de nombreuses pathologies rétiniennes héréditaires [12]

Ainsi, dans notre série, le gène ABCA4 était responsable aussi bien de maladie de STGD que de RP inverse; de même le gène RPE65 était retrouvé dans l'ACL mais aussi dans la RP classique et le gène RDS (PRPH2) était trouvé dans des cas de dystrophie maculaire et de RP classiques.

B. Les RP non syndromiques :

La RP désigne un ensemble de dystrophies rétiniennes dont le primum movens est une atteinte du couple cellulaire photorécepteurs-épithélium pigmentaire (EP) [18]. Elle est caractérisée par une destruction, en général progressive, des photorécepteurs qui s'accompagne de remaniement de l'EP aboutissant à la formation d'amas pigmentés rétiniens. C'est un groupe qui présente une triple hétérogénéité : clinique, génétique et moléculaire. La RP conduit dans la majorité des cas, à un handicap visuel majeur à plus ou moins longue échéance

1. Prévalence :

La fréquence relative de la RP non syndromique était à 63,8% correspondant au groupe de pathologies les plus fréquemment vues aussi bien chez nous que dans d'autres pays [19-24].

Dans notre étude la classification des RP non syndromiques a été faite selon l'âge d'apparition des symptômes. Ainsi, on a défini :

L'amaurose congénitale de Leber (ACL) est définie par la présence d'une cécité ou d'une malvoyance profonde débutant autour des premiers mois de vie, un nystagmus sensoriel et une absence de réponse à l'ERG (Leber R, 1869). Elle a été trouvée dans 9,7% des dystrophies rétiniennes et 15,2% des RP non syndromiques. Ces résultats sont un peu plus élevés que ceux de la littérature probablement par le mode de transmission exclusivement autosomique récessif et par le taux élevé de consanguinité dans notre population [2,25,26].

La RP à début précoce (EORD) commence par une gêne de la vision nocturne avant l'âge de 5 ans. L'acuité visuelle est meilleure que dans l'ACL. Son évolution rejoint celle de la RP de l'adulte. Elle a été retrouvée dans 14% des dystrophies rétiniennes héréditaires et 22% des RP non syndromiques avec des valeurs similaires à ceux des autres séries [27-31].

La RP classique a un âge de début des signes fonctionnels à partir de 5 ans et présente la fréquence la plus élevée à 62%. Ce groupe est un peu moins fréquent que dans les autres séries où les valeurs atteignaient les 90% [27-30,32] probablement du fait de la fréquence plus importante des ACL et des EORD dans notre population, directement associée au phénomène de consanguinité par un mode de transmission AR et une sévérité clinique beaucoup plus importante.

La RP tardive ou sénile correspond à des formes rares qui débutent après 50 ans. L'atteinte est peu sévère et la vision centrale reste longtemps conservée. Dans notre étude elle était assez rare avec un taux de 0,8%.

Il est à noter que les RP de type bâtonnet-cône sont généralement des RP classiques avec un âge de début à 5 ans ou plus, alors que les RP inverse de type cône-bâtonnet sont plutôt des RP à début précoce avec phénotype sévère. Le groupe d'ACL représente la catégorie la plus sévère par son atteinte diffuse et très précoce dès la naissance [25,26].

2. Génétique :

a. Mode de transmission :

Le mode de transmission prédominant était autosomique récessif dans 70% des cas, autosomique dominant dans 6% des cas, lié à l'X dans 5% des cas et sporadique dans 19% des cas. Il est à noter que dans notre population, même les cas simplex avaient une notion de consanguinité qui évoquait fortement l'hérédité autosomique récessive. Le mode de transmission est différent de ce qui a été trouvé en France [4] où 43 % des patients étaient des cas sporadiques, 15% avaient une transmission autosomique récessive, 20% une transmission AD et 7% une transmission liée à l'X. Cette différence est due au taux élevé de consanguinité dans notre pays. Une autre étude menée au Danemark [18] a montré que parmi les cas de RP non syndromiques, 14,3% avaient une transmission liée à l'X alors que seulement 8,4% des cas étaient autosomiques dominants. Les cas isolés ou groupe simplex étaient les plus importants, comme rapporté dans les articles précédents, comprenant 42,9% des patients.

b. Gènes :

Les RP non syndromiques sont les pathologies qui ont le plus bénéficié de l'étude génétique. Ainsi, sur 71 patients ayant un résultat génétique positif, 62 étaient des RP non syndromiques soit 87,3%.

Les gènes qui ont été observé pour chaque pathologie sont illustrés ci dessous, ceux en gras étaient les plus fréquents :

- ACL: RPGRIP1, PDE6b, **RPE65,** PROM1, GUCY2D.
- EORD: PDE6a, NMNAT1, MYO7A, RDH12, CRB1, NR2E3, **CERKL.**
- RP classique: CNGB1, PDE6a, RDH12, ZNF408, **PDE6b**, CRB1, NR2E3, RPE65, FAM161A, PRH2, USH2, C8ORf37, RHO.

Au sud de la France [4], les gènes responsables de ACL qui ont été retrouvés sont surtout CRB1 (21%) suivi de RPE65 (16%). Le gène GUCY2D n'est retrouvé que dans 5,2% des cas.

A ce jour, environ 60 gènes responsables de RP non syndromique ont été localisés (D'après : http://www.sph.uth.tmc.edu/retnet/sum-dis.htm) :

- **Les RP autosomiques dominantes** : 23 gènes tous clonés qui représentent 60% des cas avec une prédominance du gène RHO. Dans le schéma suivant, Hamel C [12] présente ces principaux gènes et leur action.

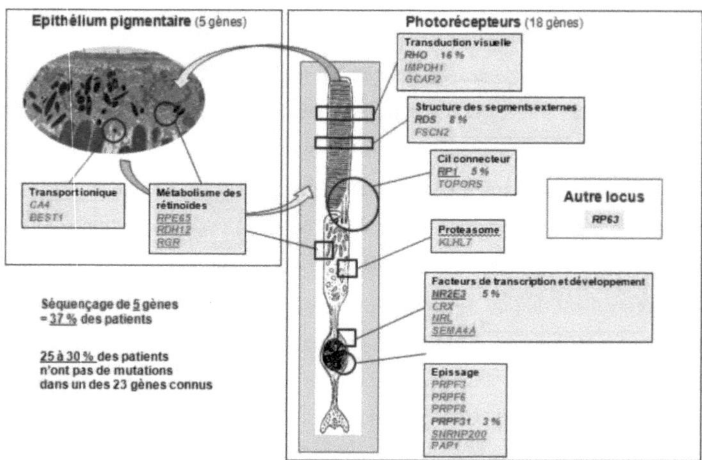

Figure 45: Gènes responsables de RP autosomiques dominantes; les gènes soulignés donnent aussi des RP autosomiques récessives [12]

- **Les RP autosomiques récessives** : 38 gènes qui représentent 50 à 60 % des cas. Dans le schéma suivant, Hamel C résume ces gènes en précisant leur rôle dans la fonction visuelle.

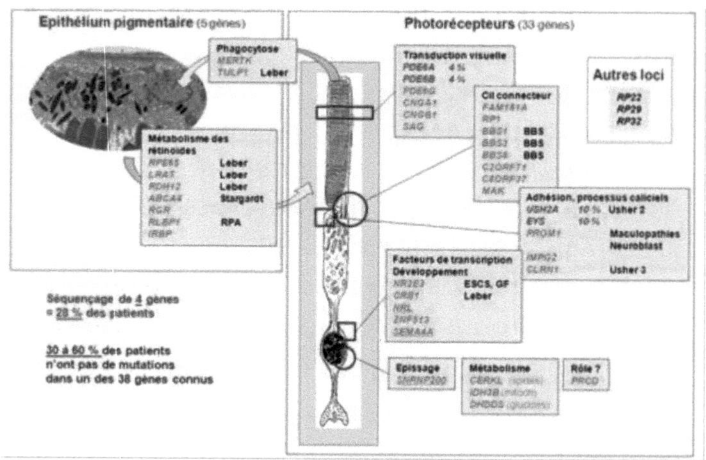

Figure 46: Gènes responsables de RP autosomiques récessive; les gènes soulignés donnent aussi des RP autosomiques dominantes [12]

- **Les RP liées à l'X** : 6 gènes qui représentent 5 à 15 % des cas.
- **Amaurose congénitale de Leber :** 16 gènes ont été identifiés, tous de transmission AR résumés dans le schéma suivant :

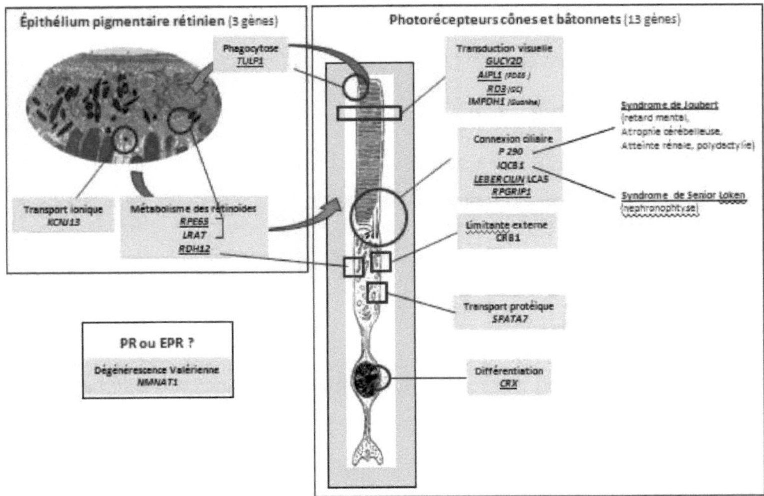

Figure 47: Gènes responsables de L'ACL ; les gènes soulignés ont essentiellement un fonctionnement rétinien [12]

c. Corrélations phénotype-génotype :

Plusieurs corrélations phénotype-génotype ont pu être établies depuis la découverte des différents gènes responsables des dystrophies rétiniennes, le but étant de faciliter le diagnostic moléculaire et le choix des éventuels candidats à la thérapie génique.

c.1. Amaurose congénitale de Leber :

Plusieurs corrélations ont pu être établies résumées dans la revue de Den Hollander en 2008 [26]. Dans notre série, nous avons pu établir plusieurs corrélations phénotype-génotype dans le cadre de l'ACL rejoignant les données de la littérature [26,32–36].

c.2. RP à début précoce :

Dans le cadre de la RP à début précoce, nous avons pu établir des corrélations pour le gène CERKL, trouvé à une fréquence élevée dans la région de

Somâa au Cap Bon avec un âge de début très précoce, une atteinte sévère de type cône- bâtonnet avec au FO une macula jaunâtre et une atteinte périphérique marquée par de multiples plages jaunâtres évoluant vers l'atrophie sans migrations pigmentaires. Cela a été également retrouvé par d'autres auteurs [37– 49].

c.3. RP classique :

Plusieurs études se sont intéressées à l'établissement de corrélation dans le cadre de la RP classique qui représente le groupe le plus fréquemment responsable de RP [51-58].

C. Les RP Syndromiques :

1. Prévalence :

A côté des RP non syndromiques, où l'atteinte est strictement localisée à l'œil, nous avons trouvé des aspects syndromiques très divers et pour lesquels souvent, l'atteinte extra-oculaire constitue l'élément essentiel du diagnostic et du pronostic.

Ce groupe englobe le syndrome d'Usher qui associe à la RP, une surdité neurosensorielle avec ou sans atteinte vestibulaire. Dans notre étude, le syndrome d'Usher a constitué la forme la plus fréquente avec un taux de 57,9% des RP syndromiques et 5,9% de toutes les dystrophies rétiniennes. Ces résultats confirment ceux de la littérature où le syndrome d'Usher est prédominant [4,20,59].

Dans ce groupe de pathologies, on trouve aussi le syndrome de bardet Biedl (BBS) qui associe à la dégénérescence rétinienne, une obésité, une polydactylie post-axiale, un retard mental, un hypogonadisme et des malformations rénales, bien que les patients puissent présenter un certains nombre de manifestations cliniques supplémentaires, à savoir, l'asthme, les défauts cranio-faciaux, l'anosmie, la perte de l'audition et le diabète [58]. Dans note étude le BBS a suivi le syndrome d'Usher en terme de fréquence avec un taux de 26,3% des RP syndromiques. Ce pourcentage a dépassé les résultats des études qui ont été menées en France et au Danemark [4,20]. La prévalence du BBS est très variable entre les différentes populations de 1 :160,000 au nord de la France à 1 :13,500 au Kuwait [60].

Notre étude a aussi recensé un cas de ceroide lipofuscinose (2,6%) comme au Danemark 4,5% [2]. Par contre, en France toutes les maladies métaboliques confondues n'ont représenté que 5,6% des RP syndromiques.

2. Génétique :

a. Mode de transmission :

La transmission du syndrome d'Usher ainsi que celle de BBS dans notre étude s'est faite sous le mode AR dans 100% des cas. Ce qui correspond à la définition de ces syndromes dans la littérature [60].

b. corrélations phénotype-génotype :

Le **syndrome de Usher** est la forme type des RP syndromiques globales couvrant toute la périphérie. La cataracte y est constante et assez précoce.

L'atteinte maculaire est possible, soit sous forme de perte des photorécepteurs, soit sous forme d'œdème maculaire. Dans notre série, comme il a été parfois décrit [61-63], on peut trouver une préservation maculaire remarquable.

La RP se manifeste vers l'âge de 10 $\pm$ 5 ans par une héméralopie et des troubles du champ visuel périphérique. S'il existe une malvoyance de naissance, ce n'est pas un syndrome de Usher [61-63].

Toutes ces données ont été validées dans notre série de patients.

Le **syndrome de Bardet Biedl** se traduit cliniquement souvent par une dystrophie de type cône-bâtonnet comme dans notre série mais aussi par une RP sévère avec toujours une atteinte maculaire et une BAV parfois variable en sévérité. En effet, dans certains cas, l'ERG est simplement hypovolté avec une macula modérément remaniée [64-68].

Dans la série de Bocquet et al [4] les résultats génétiques ont montré une prédominance nette du gène USH2A (40,5%) et du gène MYO7A (36%). Dans notre série, nous n'avons pas réalisé d'analyse génétique pour les patients atteints de RP syndromique, d'une part parce que pour le syndrome d'Usher, le gène est de très grande taille et nécessite beaucoup de temps pour une analyse complète et d'autre part, parce que ces patients sont pris en charge par les services de génétique du fait de l'atteinte extra-oculaire qui est généralement sévère et au premier plan.

D. Les dystrophies maculaires :

Les dystrophies maculaires constituent un ensemble d'affections héréditaires de la macula qui débutent chez l'enfant ou l'adulte jeune, entraînant une altération de la fonction maculaire et une diminution de la vision centrale [65].
Dans notre étude elles ont représenté 18,4% des consultants rejoignant ainsi les données de la littérature avec des fréquences à moins des 20% [4].

Les maculopathies héréditaires sont non syndromiques. Ce sont des pathologies bilatérales et symétriques sauf les dystrophies vitelliformes et apparentées. Ces affections présentent des signes communs :

- Signes positifs : baisse d'acuité visuelle, photophobie, dyschromatopsie, scotomes centraux ou coeco-centraux
- Signes négatifs : pas d'atteinte du champ visuel périphérique, pas d'héméralopie
- Histoire familiale positive

Plusieurs classifications ont été proposées en se basant sur des critères différents comme le mode de transmission, l'âge de début, les aspects ophtalmoscopiques, les résultats des explorations électrophysiologiques, la structure maculaire supposée être atteinte en premier (choroïde/ EP/ rétine neurosensorielle) ou le gène impliqué. Plus récemment, en 2012 Meunier I [10] a proposé une classification de ces maculopathies selon la présence ou non de dépôts autofluorescents en se basant sur l'autofluorescence du fond d'œil et Charfi H a complété cette classification en y ajoutant les données de l'OCT [66].
Nous avons suivi ces stratégies pour le diagnostic et la classification des dystrophies maculaires et nous avons réalisé des arbres décisionnels en fonction de l'orientation étiologique (figure 80, figure 81).

Il existe 4 entités principales dans les formes juvéniles:

- Maladie de Stargardt : prévalence 1/ 8627
- Dystrophies des cônes : prévalence 1/ 81 937
- Maladie de Best : prévalence 1/ 22 483
- Rétinoschisis juvénile liée à l'X : prévalence 1/ 28 092

Il faut les distinguer des formes tardives de l'adulte qui peuvent porter à confusion avec la dégénérescence maculaire liée à l'âge [10].
Dans notre série, nous avons trouvé des fréquences relatives similaires avec en premier rang la maladie de STGD dans 79,4% des cas.

Pour le Rétinoschisis juvénile liée à l'X, du fait d'une atteinte maculaire plus étendue et de la présence d'une composante vitréenne, nous avons opté pour sa classification dans les vitréo-rétinopathies.

1. Maladie de Stargardt :

Décrite par Karl Stargardt en 1909 [67], la maladie de STGD est une dystrophie maculaire pure, caractérisée par la survenue brutale, entre 7 et 14 ans, d'une baisse importante de l'acuité visuelle dont l'évolution est particulièrement rapide surtout au début. En quelques années, et parfois seulement en quelques mois, ces enfants deviennent profondément amblyopes [65].

C'est la dystrophie maculaire la plus fréquente. Dans notre étude, elle était fortement représentée, 79,4% des dystrophies maculaires et 14,6% des dystrophies rétiniennes héréditaires nettement plus qu'en France [4] où la maladie de STGD n'a représenté que 30% des dystrophies maculaires.

a. Caractéristiques sociodémographiques et cliniques :

Le début des signes fonctionnels se fait à un âge jaune (6 à 20 ans), dans notre série il était à 14 ans. L'acuité visuelle était normale auparavant chez tous nos patients comme décrit dans les autres séries [69].
Le fond d'œil est peu altéré initialement et peut retarder le diagnostic comme chez 3 de nos patients.

Les critères diagnostics retenus dans les différents protocoles d'études traitant de la maladie de Stargardt diffèrent. Ces critères étaient essentiellement cliniques (la maculopathie et les taches flavimaculées) [70-72].

Dans notre démarche diagnostique, nous nous sommes basés essentiellement sur les éléments suivants:

- Arbre généalogique
- Séquence évolutive
- Vision des couleurs et champ visuel
- Clichés couleurs

- OCT
- Clichés en autofluorescence

L'évolution de la maladie se fait soit vers l'apparition de nouvelles lésions flavimaculées (les dépôts peuvent être moins jaunâtres et se pigmenter, reproduire un aspect poivre et sel), soit vers l'atrophie maculaire (évolution vers une atrophie complète chorio-rétinienne avec une visualisation anormale des vaisseaux choroïdiens sous jacents). Cela a été bien rapporté dans la littérature, ainsi que chez 9 de nos patients chez qui un suivi de 9 ans a pu être réalisé [73,74].

Il a été également démontré que l'âge de début des signes fonctionnels était un élément essentiel sur le plan pronostic. En effet, le délai moyen pour atteindre une acuité de 1/10ème est de 22 ans dans le groupe suivi vu initialement avec une acuité de plus de 5/10ème. Si les signes commençaient avant 20 ans, la BAV s'installe au bout de 7 ans, contre 29 ans si la BAV commence à 40 ans et 21 ans, si la BAV commence à 20 ans [75].

b.Caractéristiques génétiques :

Sur le plan génétique la transmission était AR dans 100% des cas, ce qui concorde avec les résultats au Panama [8]. En effet, la transmission est AR dans la maladie de STGD dans 90% des cas [76]. Les formes à transmission autosomique dominante sont plus rares, et il n'existe pas de formes liées à l'X [77,78].

L'analyse génétique était positive chez 9 patients atteints de maladie de STGD dans notre série et le seul gène mis en évidence est le gène ABCA4. Le gène de la maladie de STGD, dans ses formes classiques et dans ses formes à début tardif a été localisé sur le bras court du chromosome 1, en 1p21-p13 par J. Kaplan en 1993 [78]. Ce gène a ensuite été identifié par Allikmets en 1997, et nommé ABCR [79]. Il s'agit d'un gène de la famille ABC (ATP-binding cassette) codant pour des protéines transmembranaires impliquées dans le transport énergie-dépendant de nombreux substrats au travers de membranes cellulaires. Le gène ABCR (ou ABCA4) est exprimé exclusivement au niveau des photorécepteurs. Ce gène est impliqué dans la maladie de STGD mais aussi dans des formes de rétinite pigmentaire ou de dystrophies type cône-bâtonnet [80].

L'analyse génétique présente plusieurs limites. Mis à part son coût élevé, les mutations du gène ABCA4 ne sont retrouvées que dans 80 % des cas authentiques de la maladie de Stargardt [81,82].

2. Maladie de Best :

La maladie de Best ou dystrophie maculaire vitelliforme a été décrite pour la première fois par Friedrich Best en 1905 [83]. C'est la deuxième maculopathie héréditaire juvénile en fréquence après la maladie de STGD. Sa prévalence au Danemark a été estimée à 1.5/100000 [84].

a. Données cliniques :

La maladie de Best a été décrite comme une maculopathie pouvant être unilatérale au même titre que les patterns dystrophies [65]. La forme typique de la maladie se transmet sur un mode dominant autosomique dont la pénétrance est loin d'être complète. En outre, sa fréquence est mal connue et sans doute sous- estimée car son diagnostic est mal aisé à un stade tardif, ou encore au stade atrophique le moins spécifique. Pour cette raison, il n'est pas rare que cette affection dominante autosomique soit connue dans les familles sans avoir jamais été parfaitement diagnostiquée et c'est la reconnaissance des lésions caractéristiques chez un enfant qui permet d'étiqueter la maladie transmise pourtant sur plusieurs générations [65].
Dans notre étude la maladie de Best a représenté 7,4% des dystrophies maculaires et 0,5% des dystrophies rétiniennes héréditaires moins qu'en France (11%) probablement parce qu'elle est sous diagnostiquée du fait aussi d'une acuité visuelle relativement longtemps conservée.

La maladie de Best se caractérise par une grande variabilité d'expression phénotypique. Elle passe par plusieurs stades évolutifs cliniques et l'évolution peut être émaillée de néovascularisation choroïdienne. Dans notre série, différents stades ont pu être identifiés.

b. Données génétiques :

Notre étude ne fournit pas de données génétiques sur la maladie de Best. On a identifié à ce jour plus de 200 mutations du gène BEST1. La bestrophin-1 est un canal protéique, Ca++-dépendant, transmembranaire situé au niveau de la membrane basolatérale des cellules de l'EP et qui transporte le chlorure.

Le défaut de culmination de l'EOG à la lumière, un des signes caractéristiques de cette maculopathie, est dû aux perturbations du courant de chlorure au niveau de l'EP. Ce signe nous permet de confirmer le diagnostic et donc la confirmation génétique n'est plus impérative, vu le coût élevé de ces analyses.

Cependant, on a rapporté des maladies de Best authentiques avec un EOG normal [86].

Le gène responsable, *VMD2*, a été localisé en 1992 sur le chromosome 11q13 dans une famille comportant 29 individus atteints sur 5 générations [87]. Mais, en 1995, Mansergh *et al* a rapporté l'étude d'une famille allemande excluant cette région chromosomique, suggérant une hétérogénéité génétique de la maladie [88].

3. La dystrophie progressive des cônes :

C'est un groupe de maculopathies héréditaires très hétérogènes ayant pour point commun une atteinte progressive et majeure du système de détection photopique de la rétine.

Sur le plan génétique et moléculaire, cette maculopathie est très hétérogène, à l'image des rétinites pigmentaires. Tous les modes de transmission ont été décrits dans la dystrophie des cônes : autosomique dominant, autosomique récessif, récessif lié à l'X et mitochondrial [65].

Notre étude a comporté 6 patients portant le diagnostic de DPC soit 8,8% des dystrophies maculaires et 1,6% des dystrophies rétiniennes héréditaires. La fréquence est moins importante qu'en France où l'étude de Bocquet B et al 2013 [4] a trouvé 12%.

L'hérédité autosomique dominante serait la plus fréquente. Plusieurs gènes (GUCA1A, RPGR, CNGA3, CNGB3) ont été associés à ces dystrophies. Certaines mutations de ces gènes, comme le CNGB3 ont été décrites au cours des achromatopsies congénitales.

Elles se manifestent généralement au cours de la 2ème ou 3ème décade avec baisse de l'acuité visuelle, dyschromatopsie, photophobie mais avec absence d'héméralopie.

Dans les dystrophies de type cône-bâtonnet il y a une atteinte profonde des bâtonnets à un stade précoce induisant une héméralopie contrairement à la dystrophie progressive et pure des cônes où l'atteinte manifeste des bâtonnets ne surviendrait qu'à un stade tardif de la maculopathie [89].

Il est difficile de dessiner une frontière nette entre les dystrophies progressives pures des cônes et les dystrophies de type cône-bâtonnet, puisqu'il existe un chevauchement des formes cliniques des deux entités. La dystrophie progressive pure serait difficile à définir en l'absence de bases moléculaires claires. Les syndromes de dysfonctionnement des cônes ont bénéficié d'une meilleure connaissance sur le plan clinique et génétique par rapport au groupe des dystrophies progressives des cônes. Pour le diagnostic positif l'ERG au flash demeure un moyen de diagnostic indispensable en montrant une atteinte sélective du système photopique (90).

Dans notre étude, nous avons identifié 2 phénotypes à part égale :

- Phénotype 1 : atrophie fovéolaire de taille variable en fonction de l'âge et de l'évolution de la maladie (2 patients)
- Phénotype 2 : atrophie périfovéolaire mieux visible en FAF par visualisation de l'anneau auto-fluorescent périfovéolaire (4 patients)

C'est le premier phénotype qui est le plus fréquemment rapporté dans les différentes études de la littérature [91-93].
En revanche, notre étude n'a pas montré de résultats quant au mode de transmission et aux gènes en cause du fait de la rareté de l'affection. Toutefois, l'exploration électrophysiologique a permis de confirmer le diagnostic.

4. La maladie de Caroline du nord :

C'est une entité décrite par Lefler et al. en 1971. C'est une dystrophie de l'EP maculaire bilatérale, très rare et congénitale. En effet, le début de cette affection semble survenir en prénatal avec une absence de progression ultérieure. Elle est caractérisée par une relative stabilité des symptômes et des lésions. Les complications néovasculaires sont possibles.
La classification clinique se fait en 3 stades :

Stade 1: drusen maculaires

Stade 2: drusen confluents

Stade 3: staphylome maculaire

Dans notre série nous avons identifié 3 patients, 2 avaient un stade 3 et 1 avait un stade 2.
La transmission est autosomique dominante à pénétrance complète et expressivité variable.
Elle est liée au chromosome 6q, mais le gène en question n'est pas encore identifié.

E. Vitréo-rétinopathies :

Les vitréo-rétinopathies ou dégénérescences vitréo-rétiniennes, associent des modifications vitréennes, des lésions rétiniennes, une cataracte précoce ainsi qu'un risque accru de décollement de rétine.

Leur prévalence est estimée à 1/118090 selon les données de Turut [7].

Ces affections peuvent être purement oculaires, ou syndromiques :

Dans notre série, nous avons identifié la maladie de Goldmann Favre dans 36,4% des cas, le rétinoschisis lié à l'X dans 54,5% des cas et la vitréo-rétinopathie exsudative familiale dans 9,1% des cas. Nous n'avons pas eu des formes syndromiques, probablement par la fréquence des complications oculaires prises en charge par les chirurgiens de la rétine et du vitré, et non adressées en consultation d'oculo-génétique.

Comme nous avons précisé au début, nous avons inclus le rétinoschisis dans le groupe des vitréo-rétinopathies du fait d'une importante composante vitréenne et d'une atteinte périphérique présente dans 50% des cas.

Les phénotypes sont parfois proches, rendant le diagnostic difficile et délicat d'autant plus que les phénotypes sont largement hétérogènes d'une famille à l'autre ainsi qu'au sein d'une même famille. Par ailleurs, la génétique souvent complexe de ces pathologies ne permet pas toujours un diagnostic de routine en biologie moléculaire en raison des nombreuses mutations possibles, dont certaines sont encore inconnues.

1. syndrome de Goldman Favre :

Le syndrome de Goldmann-Favre ou S cone enhanced syndrome est une vitréo-rétinopathie non syndromique caractérisée par une dégénérescence vitréenne et une dégénérescence périphérique évoquant une RP.

a. Caractéristiques cliniques :

L'acuité visuelle varie entre 1/10 et 10/10, relativement conservée avec des valeurs à 6/10 à 70 ans [87]. Cela a été bien vérifié dans notre série, ou l'âge de début des symptômes était relativement tardif fait d'héméralopie.
Sur le plan clinique, le phénotype le plus typiquement décrit est fait de :

- Pigmentation autour des arcades vasculaires
- Vitré liquéfié et anomalies vitréennes en bande
- Remaniement kystique maculaire ou périphérique

D'autres phénotypes ont déjà été rapportés avec des aspects plus variés de dépôts autofluorescents jaunâtres, de fibrose et d'absence de pigments. Dans notre série, 2 patients avaient un phénotype typique alors que 2 autres avaient des aspects différents de dépôts jaunâtres radiaires chez une patiente et de mélange de dépôts et de fibrose chez l'autre [87,94].

b. Caractéristiques génétiques:

Le principal gène responsable est le NR2E3 trouvé également chez 3 de nos patients.
C'est un gène qui a été localisé sur le chromosome **15q23** par Kobayashi et al [95] en 1999 et Rendtorff et al en 2000 [96].
Les mutations du gène NR2E3 sont responsables d'un grand nombre de phénotypes de dystrophies rétiniennes :

- " Enhanced S Cone Syndrome ": affection autosomique récessive caractérisée par une réponse électrophysiologique très augmentée en lumière bleue [97,98].

- "Clumped pigmentary retinal degeneration" marquée par la présence de dépôts pigmentaires arrondis le long des arcades vasculaires [99].
- RP autosomique récessive [100,101].
- RP autosomique dominante [102,103].

Dans notre série, ce gène a été trouvé en association avec le syndrome de Goldman Favre, mais aussi avec la RP autosomique récessive comme cité précédemment.

Audo I a déjà publié un article groupant les différents phénotypes du syndrome de Goldman Favre lié au gène NR2E3 [87].

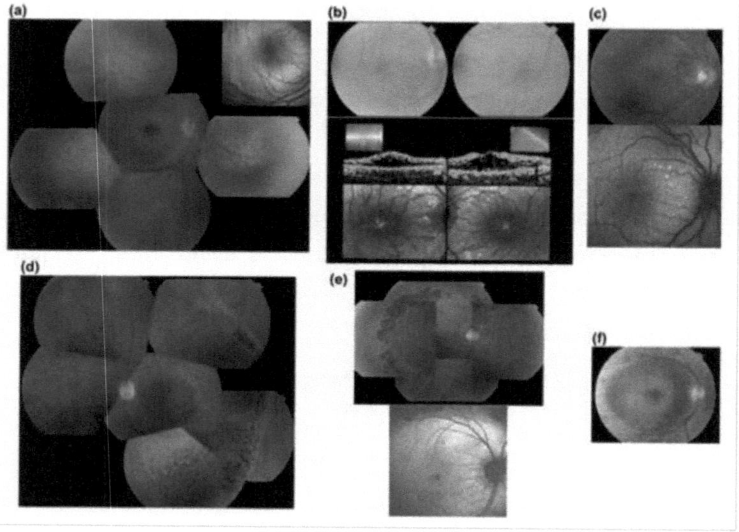

Figure 48 : Différents phénotypes du syndrome de Goldman Favre par mutation du gène NR2E3 [87]

Ce sont les phénotypes, b, c et e que nous avons trouvé dans notre série.

Un autre gène a été également associé au syndrome de Goldman Favre, c'est le gène NRL responsable d'un phénotype différent [105].

En effet, ce gène est responsable du syndrome de Goldman Favre mais avec sur le plan clinique une dominance de fibrose et d'atrophie [87].

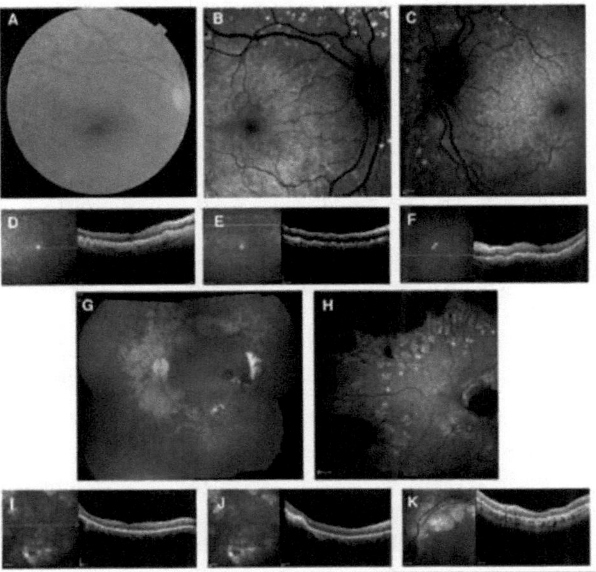

Figure 49 : Phénotypes du syndrome de Goldman Favre par mutation du gène NRL. [105].

Notre série a pu établir une nouvelle corrélation dans cette pathologie grâce à la découverte d'un digénisme NRL+NR2E3 chez une fillette de 4 ans. Ce digénisme a été responsable d'un phénotype sévère associant de larges plages de fibrose et des dépôts jaunâtres étendus. En effet, ces 2 gènes ont un rôle synergique, le gène NRL étant responsable de l'activation directe du gène NR2E3 [105-108].

2. Rétinoschisis lié à l'X :

C'est l'une des plus fréquentes hérédodégénérescences vitréo-rétiniennes maculaires affectant les sujets de sexe masculin. Sa prévalence a été estimée entre 1/15000 et 1/30000 [109].

a. Données cliniques:

Le diagnostic positif est basé classiquement sur l'histoire familiale, le sexe du patient (exclusivement les sujets de sexe masculin), le fond d'œil en objectivant un aspect de maculopathie en rayon de roue et un schisis périphérique qu'on retrouve dans 50% des cas et l'onde b négative à l'ERG au flash. Cela a été bien vérifié chez tous nos patients.

b. Données génétiques:

La première description de Hass date de 1898. L'hérédité récessive liée à l'X a été déterminée en 1938. Le rétinoschisis lié à l'X est du à une mutation du gène RS1 localisé sur le chromosome Xp22 codant pour une protéine la retinoschisin. La retinoschisin a été retrouvée dans les différentes couches rétiniennes et intervient dans la cohésion intercellulaire. Les tractions vitréo-rétiniennes auraient un rôle secondaire dans la pathogénie de cette maladie [110].

Dans notre série, nous n'avons pas réalisé d'analyse génétique à nos patients atteints de schisis lié à l'X vu le coût des analyses d'une part, et la possibilité de confirmation diagnostic de cette pathologie grâce aux données de l'OCT et de l'ERG d'autre part [111-114].

3. Vitréo-rétinopathie exsudative familiale:

Affection rare caractérisée par un arrêt prématuré de la vascularisation de la rétine périphérique. Il n'y a pas de données de prévalence du fait de sa rareté [115].

Dans notre série, 1 seul cas a été identifié.

a. Données cliniques :

Cette affection survient généralement chez les nouveau-nés à terme et se manifeste plus fréquemment dans la première décennie de la vie comme chez notre patiente où l'affection a été détectée à l'âge de 2 ans. Elle peut être cependant détectée jusqu'à 20 ans [116].

b. Données génétiques :

Plusieurs modes de transmission sont connus : AD lié au gène FZD4, récessif lié à l'X associé au gène NDP et AR associé au gène LRP5. Le mode de transmission le plus courant est AD [117].

F. Choroidopathies :

Dans le groupe des choroidopathies, nous avons identifié uniquement 2 cas de choroidérémie qui est assez rare avec une prévalence de 1/50 000à 1/ 177 454 [118].

En effet, plusieurs entités ont été décrites avec une hérédité de tous types

- Choroïdérémie : liée à l'X 312100 Xq21.2 ***CHM***
- Atrophie gyrée: autosomique récessive AR #258870 10q26.13 ***OAT*** hyperornithinémie
- Dystrophie cristalline de Bietti AR 210370 4p35.2 ***CYP4V2***
- LCHAD AR *600890, #609016 LCHAD 2p23
- Atrophie choroïdienne péricentrale ou rétinopathie péricentrale AD 180210
- Dystrophie choroïdienne péri papillaire, Sveinsson chorioretinal atrophy AD 108985 11p15.3-p15.2
- Atrophie choriocapillaire de Krill AD AR 215500 17p ***CACD1***
- Atrophie choroïdienne péri ou para papillaire AD 611650
- Dysplasie rétinienne microcéphalie retard mental AD AR AD 10q23.33 *KIF11* (148760) . *TUBGCP6* gene
- Dystrophie bifocale progressive AD 600790 6q14-q16.2

Ce sont des affections bilatérales, progressives, touchant la chorio-capillaire, l'épithélium pigmenté et la rétine, conduisant lentement à la perte des photorécepteurs dans des zones localisées ou non avec peu ou pas de pigments ostéoblastiques.

1. Données cliniques :

Pour la choroidérémie, seule pathologie identifiée dans notre série, les hommes atteints perdent la vison nocturne, la vision périphérique et la vision centrale assez tardivement.

Les femmes hétérozygotes ont une bonne vision, un champ visuel normal et une bonne vision nocturne [119].

Le mosaïcisme peut être plus ou moins sévère. L'ERG multifocal serait préférentiellement altéré.

Exceptionnellement, les femmes atteintes peuvent être homozygotes ou avoir une mauvaise lyonisation. La maladie peut débuter très tôt vers 5 ans. La perte de la vision centrale se fait vers 50-60 ans. D'ailleurs, chez nos patients la baisse de l'acuité visuelle était tardive. Elle peut s'exprimer de façon plus ou moins sévère selon le type de mutation ou de délétion.

2. Données génétiques :

La choroïdérémie est causée par des mutations dans **un seul gène** *CHM*, ce gène ubiquitaire (retrouvé dans tous les types cellulaires est essentiel à la survie des cellules). Il encode pour une protéine membranaire la **Rab escort-1** (REP-1). Cette protéine d'escorte est impliquée dans la prénylation de Rabs. La sous prénylation affecte le trafic vésiculaire, l'exocytose et la sécrétion dans toutes les cellules [120].

Aucune cellule ne pourrait survivre sans une certaine activité des REP. Si la suppression de la protéine Rab escort 1 (REP1) est responsable de la choroïdérémie, une autre protéine Rab escort 2 (REP2) gène en 1q43 est à 75% identique à la REP1 (homologue) et peut pratiquement compenser la perte de cet REP1. Les REP1 et REP2 sont essentielles pour la prénylation des **protéines membranaires Rab** (environ 60). Mais la protéine REP2 n'est pas exprimée dans l'œil. La plupart des mutations du gène *CHM* sont nulles avec très peu de faux sens donc absence totale de protéine[121, 122].

Dans notre série, nous n'avons pas réalisé d'analyse génétique à nos 2 patients vu la rareté de la maladie.

G. Affections stationnaires :

C'est un ensemble de pathologies liés à un dysfonctionnement et non à une dégénérescence des photorécepteurs, ce qui leur donne leur caractère non évolutif.

Selon le siège de l'atteinte on identifie :

- **Dysfonction prédominant au niveau des voies des bâtonnets : héméralopies essentielles.**
- **Dysfonction prédominant au niveau des voies des cônes : achromatopsie.**
- **Dysfonction globale : albinisme**

1. Héméralopies essentielles :

C'est une affection à prévalence inconnue mais sûrement sous-estimée car méconnaissable. Elle représente un groupe hétérogène sur le plan de l'hérédité et du phénotype. Elle se traduit par une héméralopie. Il existe plusieurs formes cliniques incluant [123]:

- Héméralopie type Riggs.
- Héméralopie type Schubert Bornschein identifiée chez 1 de nos patients.
- Maladie d'Oguchi caractérisée par une couleur grisâtre de la rétine qui disparait après adaptation à l'obscurité et qui réapparait rapidement à la lumière.
- Le Fundus albipunctatus, seule entité trouvée dans notre série chez 2 patients.

a. Données cliniques :

Le tableau associe une héméralopie avec une acuité visuelle normale. Il n'y a pas d'anomalies du champ visuel et de la vision des couleurs. Cela a été vérifié chez nos patients. Le FO présente des taches blanches sans migrations pigmentaires avec une papille et des vaisseaux normaux dans le cadre du fundus albipunctatus [124,125].

b. Données génétiques :

La transmission est plus fréquemment liée à l'X mais il existe aussi des formes autosomiques récessives et dominantes [126,127].

Dans le cadre du fundus albipunctatus, la transmission est AR liée à des mutations sur le gène RDH5 [128]. Chez nos 2 patients, nous n'avons pas encore identifié la mutation responsable de la maladie, l'analyse étant en cours.

2. Achromatopsie :

L'achromatopsie congénitale est un syndrome de dysfonctionnement des cônes présumé stationnaire. Sa prévalence est estimée entre 1/30000 et 1/50000 [129].

Dans notre série, elle était présente dans 1,6% des cas.

a. Données cliniques :

Cliniquement, l'achromatopsie congénitale complète se manifeste dès la petite enfance par une photophobie, une acuité visuelle basse, un nystagmus pendulaire et une absence de la discrimination des couleurs avec un fond d'œil normal, pouvant porter à confusion avec l'ACL [130].

b. Données génétiques :

L'hérédité est autosomique récessive comme chez tous nos patients. Six gènes ont été associés à cette maculopathie CNGB3 (ancien ACHM3), CNGA3 (ancien ACHM2), GNAT2 (ancien ACHM4), PDE6C, PDE6H et ATF6 qui codent pour des protéines intervenant dans la cascade de la phototransduction. Les mutations du gène GNGB3 seraient les plus fréquentes (à peu près 50%). Les mutations géniques ne sont pas retrouvées dans 30 % des achromatopsies congénitales [130].

Dans notre série, nous avons identifié une nouvelle mutation dans le gène CNGB3 responsable de la maladie. Pour le reste des patients, l'analyse est en cours. Cependant, il ne faut pas oublier que dans cette pathologie l'ERG ainsi que l'OCT sont d'un très grand apport et permettent de confirmer le diagnostic dans la majorité des cas [131-133].

3. Albinisme :

Maladie métabolique congénitale qui se manifeste entre autres, par une hypopigmentation_oculaire à l'origine de troubles visuels.
Bien que les chiffres varient sensiblement et qu'aucune étude exhaustive n'aie été réalisée sur la question, l'estimation de la prévalence de l'albinisme en Amérique du Nord et en Europe, va de 1 pour 17000 à 1 pour 20000 personnes [134].
En Afrique, la prévalence de l'albinisme est estimée de 1 pour 5000 à 1 pour 15000, avec des estimations pour certaines populations choisies pouvant s'élever jusqu'à 1 pour 1000 personnes [135].
Dans notre série, sa prévalence a été sous estimée par le fait que ces patients ne sont généralement pas adressées à notre consultation d'oculo-génétique.

a. Données cliniques :

Il existe 3 formes cliniques [136]:

- **Albinisme oculo-cutané:** hypopigmentation généralisée de la peau, des yeux et des phanères. Elle touche tous les groupes ethniques, mais est plus fréquente en Afrique. L'AV est très basse par hypoplasie fovéolaire avec photophobie majeure trouvée chez 3 patients d'une même famille dans notre série. Elle est de transmission autosomique récessive. Sa prévalence est de 1-9 / 100 000.

- **Albinisme oculaire:** l'atteinte est uniquement oculaire. La transmission est liée à l'X mais des formes AR ont été décrites. Le diagnostic est très difficile, aidé par la recherche de transillumination rétinienne. Cette entité a été trouvé chez 1 patient de notre série. Elle est de transmission liée à l'X. sa prévalence est estimée à 1-9/1 000 000.
- **Les albinismes syndromiques**: s'accompagnent de pathologie plus grave (anomalie de la coagulation, immunodéficience).

Trois signes sont quasi pathognomoniques de la maladie quand ils sont associés au nystagmus congénital:

- ❖ Transillumination irienne
- ❖ Hypoplasie fovéale
- ❖ Asymétrie croisée des potentiels évoqués visuels

b. Données génétiques :

L'albinisme oculo-cutané (AOC) est un groupe de troubles héréditaires de la biosynthèse de la mélanine caractérisés par une réduction généralisée de la pigmentation des cheveux, de la peau et des yeux, et des caractéristiques oculaires variables telles que le nystagmus, la réduction de l'acuité visuelle et la photophobie. Les variantes incluent l'AOCA1 (la forme la plus sèvre), l'AOCB1, l'AOCA1 avec pigmentation minime (AOCA1-MP), l'AOCA1 thermosensible (AOCA1-TS), l'AOC2, l'AOC3 et l'AOC4 [137].

L'albinisme oculaire récessif lié à l'X (AO1) est une maladie rare caractérisée par une hypopigmentation oculaire, une hypoplasie fovéale, un nystagmus, une photophobie et une acuité visuelle réduite chez les hommes [138].

V. Recommandations :

Les hérédo-dégénérescences rétiniennes représentent un ensemble de pathologies héréditaires relativement rares mais invalidantes du fait de leur potentiel cécitant, leur caractère évolutif pour la majorité des pathologies et surtout par l'absence de traitement actuel efficace afin de lutter contre la malvoyance qu'ils entrainent.

Dans notre série, la majorité de nos patients avaient un bon niveau intellectuel. Malheureusement, ils ne trouvent pas de structure adaptée pour assurer leur éducation. Ils sont parfois obligés d'aller dans des écoles pour aveugles alors qu'ils ne sont que malvoyants et ont encore une vision résiduelle.

Grâce à notre étude qui a permis de déterminer la fréquence relative de ces pathologies qui peut varier considérablement en fonction des données géographiques, du type de population et des habitudes culturelles [22, 138, 139], nous pouvons donner une idée sur l'ampleur de ce problème de santé en Tunisie. L'objectif est de sensibiliser les décideurs pour améliorer la prise en charge de l'handicap visuel et surtout assurer des structures d'éducation adaptées aux malvoyants.

A Tunis, et depuis 2004, le laboratoire LR14SP01 s'est intéressé au recensement des dystrophies rétiniennes. Notre but était de diagnostiquer et de suivre des patients souffrant de troubles sensoriels héréditaires. Nous rapportons ici les particularités cliniques et diagnostiques et la fréquence relative de chaque type de maladie rencontrée chez les patients et leur famille, sur une période de 12 ans. Nous avons trouvé dans notre population étudiée, un taux très important de rétinopathies pigmentaires surtout non syndromiques. Cette identification est nécessaire afin d'assurer aux patients et à leurs familles la possibilité de conseil génétique et de diagnostic prénatal voire préimplantatoire. De même, une meilleure connaissance des maladies permet de donner un pronostic visuel, des conseils de mode de vie et en les orientant vers des écoles spécialisées ou vers des professions compatibles avec leur état oculaire.

Grâce à la collaboration avec le laboratoire d'oculo-génétique de l'IRO en Suisse, nous avons assuré l'identification génétique de plusieurs cas dans notre série. Actuellement, grâce au développement des techniques de séquençage haut débit, nous pourrons sélectionner des patients atteints de RP, d'ACL ou de choroidérémie pour d'éventuels essais thérapeutiques.

CONCLUSIONS

Les **hérédo-dégénérescences rétiniennes** représentent un ensemble de maladies rares caractérisées par une dégénérescence progressive des photorécepteurs. Ces affections sont responsables de malvoyance ou de cécité en Tunisie et dans le monde. Elles affectent tous les âges et sont très **hétérogènes** tant sur le plan **génétique**, **histologique** et **physiopathologique** que **clinique**. La prévalence de chaque forme de dystrophie rétinienne est très variable en fonction du type de population, des données géographiques, des habitudes culturelles et du taux de consanguinité.

Malgré le taux relativement élevé de ces affections dans note pays du fait du taux élevé de consanguinité, il existe peu de données épidémiologiques sur ces différentes affections.

L'unité de recherche UR14/04 puis le laboratoire de recherche en oculo-génétique LR14SP01 du service B de l'institut Hédi Rais d'Ophtalmologie de Tunis, ont été mis en place depuis 2004. Leur objectif était de diagnostiquer, de suivre et d'investiguer les patients atteints d'hérédo-dégénérescences rétiniennes.

Avec un recul de 12 ans, le **but** de notre travail était de :

- Déterminer le spectre et la fréquence relative de ces différentes affections.
- Déterminer les principaux gènes responsables de ces atteintes ainsi que leur fréquence.
- Etablir des corrélations phénotype-génotype pour les dystrophies rétiniennes les plus fréquentes.

Cela a permis de construire une banque de données cliniques et génétiques des maladies oculaires d'origine héréditaire spécifique de la population tunisienne.

A cet effet, nous avons mené une étude **rétrospective descriptive** clinique et génétique sur une période de 12 ans, de janvier 2004 à décembre 2016, qui a concerné les patients atteints d'hérédo-dégénérescences rétiniennes ayant consulté au laboratoire de recherche en oculo-génétique.

Tous nos patients ont bénéficié d'un interrogatoire minutieux, d'un examen ophtalmologique complet, de photographies du fond d'œil, d'une tomographie en cohérence optique, et de cliché en autofluorescence. Les autres examens complémentaires: relevé du champ visuel, étude de la vision des couleurs, électrorétinogramme, angiographie rétinienne à la fluorescéine ont été réalisés en fonction de l'orientation étiologique. Les individus sains apparentés ont été également examinés.

Nous avons dressé l'arbre généalogique de chaque famille sur au moins 3 générations, afin de déterminer le mode de transmission.

Notre étude, a concerné trois cent soixante dix patients appartenant à deux cent quatre vingt quatre familles différentes.

Concernant la répartition géographique, le gouvernorat de Nabeul a abrité le plus grand nombre de nos patients avec un taux de 19,6% des consultants suivi du gouvernorat de Béja (10,6%). De même, le chiffre le plus important de rétinopathies pigmentaires a été trouvé dans le gouvernorat de Nabeul avec un taux de 23,5% des RP. Les dystrophies maculaires étaient aussi majoritairement présentes dans les gouvernorats de Nabeul et de Gafsa avec un taux de 14,1% des dystrophies maculaires.

Notre étude a montré un nombre élevé de cas multiplex (36%) ce qui pourrait être en rapport avec une consanguinité importante dans notre échantillon (76%). Le taux de consanguinité était estimé à 76%.

Les rétinopathies pigmentaires non syndromiques sont prépondérantes avec une fréquence de 63,8% des dystrophies rétiniennes. Plusieurs phénotypes de RP non syndromiques ont été identifiés selon l'âge d'apparition des symptômes ; à savoir l'amaurose congénitale de Leber (15,2% des RP non syndromiques), la RP à début précoce ou EORD (22% des RP non syndromiques), la RP classique qui a le taux le plus important (62% des RP non syndromiques) et la RP tardive, assez rare (0,8%). Dans le groupe des RP syndromiques (10,3% des dystrophies rétiniennes), c'est le syndrome de Usher qui était le plus fréquent (57,9% des RP syndromiques). Le BBS a aussi été observé avec un taux de 26,3% des RP syndromiques. D'autres formes syndromiques moins fréquentes ont été observées incluant la Céroide lipofuscinose (2,6%), et les RP associées à des signes extra-rétiniens (glaucome, calvitie, retard mental) (10,5%).

Les dystrophies maculaires héréditaires ont représenté 18,4% des consultants et la maladie de STGD était au premier rang (79,4% des atteintes maculaires). Les autres maculopathies qui ont été observées avec une fréquence nettement inférieure sont la maladie de Best ou dystrophie maculaire vitelliforme (7,4% des atteintes maculaires) qui donne une atteinte bilatérale mais asymétrique, la maladie de Caroline du Nord (4,4%) et la dystrophie progressive des cônes (8,8%).

Par ailleurs, notre étude a aussi recensé des cas de vitréo-rétinopathies qui ont représenté 3% des consultants et qui ont englobé le rétinoschisis lié a l'X avec un taux de 54,5% des vitréo-rétinopathies, la maladie de Goldman Favre avec un taux de 36,4% et un cas de vitréo-rétinopathie exsudative familiale.

Nous avons également eu des affections stationnaires qui ont représenté 4% des consultants et qui ont englobé le Fundus Albipunctatus (13,3% des affections stationnaires), l'achromatopsie (53,3%), l'albinisme (26,7%) et l'héméralopie stationnaire (6,7%).

Enfin, deux cas de choroïdopathies ont été trouvés représentant 0,5% des dystrophies rétiniennes.

L'étude génétique a été contributive chez 71 patients sur 370 appartenant à 37 familles sur les 294 étudiées. Elle a identifié 22 gènes différents.

L'identification clinique des hérédo-dégénérescences rétiniennes a largement bénéficié de la progression de l'imagerie multimodale. Cependant, l'identification génétique des mutations causales, reste partielle. Cette identification est nécessaire afin d'assurer aux patients et à leurs familles la possibilité de conseil génétique et de diagnostic prénatal voire préimplantatoire. De même, une meilleure connaissance des maladies permet de donner un pronostic visuel, des conseils de mode de vie et permet de les orienter vers des écoles spécialisées ou vers des professions compatibles avec leur état oculaire. Aussi, l'identification génétique est de plus en plus appliquée dans les protocoles d'essais thérapeutiques, principalement la thérapie génique, actuellement en cours de développement pour l'ACL, la choroïdérémie et la RP, ainsi que la greffe de cellules souches pour la maladie de STGD.

RÉFÉRENCES

1. Traboulsi E. Hope and major strides for genetic diseases of the eye. J Genet. 2009;88:395-7.

2. Bertelsen M, Jensen H, Bregnhoj J, Rosenberg T. Prevalence of Generalized Retinal Dystrophy in Denmark. Ophtalmic epidemiol. 2014; 21:217-23.

3. Prokofyeva E, Wilke R, Lotz G, Troeger E, Strasser T, Zrenner E. An epidemiological approach for the estimation of disease onset in Central Europe in central and peripheral monogenic retinal dystrophies. Graefes Arch Clin Exp Ophthalmol. 2009;247:885-94.

4. Bocquet B, Lacroux A, Surget M, Baudoin C, Marquette V, Manes G, et al. Relative frequencies of inherited retinal dystrophies and optic neuropathies in Southern France: assessment of 21-year data management. Ophthalmic Epidemiol. 2013;20:13-25.

5. Ayuso C, Millan J. Retinitis pigmentosa and allied conditions today: a paradigm of translational research. 2010;2:34.

6. Bertelsen M, Jensen H, Larsen M, Lorenz B, Preising M, Rosenberg T. Prevalence and diagnostic spectrum of generalized retinal dystrophy in Danish children. Ophthalmic Epidemiol. 2013;20:164-9.

7. Cuéllar J, Martín R. Clinical Characterization and Frequency of Observation of Hereditary Retinal Diseases: Multicentric Study in Panama in 2012-2013. J Pharm Pharmacol. 2016;618-30.

8. Romeo G, Bittles A. Consanguinity in the contemporary world. Hum Hered. 2014;77:6-9.

9. Pierrottet C, Zuntini M, Digiuni M, Bazzanella I, Ferri P, Paderni R, et al. Syndromic and non-syndromic forms of retinitis pigmentosa: a comprehensive Italian clinical and molecular study reveals new mutations. Genet Mol Res. 2014;13:8815-33.

10. Hamel C, Griffoin J, Bazalgette C, Lasquellec L, Duval P, Bareil C, et al. Molecular genetics of pigmentary retinopathies: identification of mutations in CHM, RDS, RHO, RPE65, USH2A and XLRS1 genes. J Fr Ophtalmol. 2000;23:985-95.

11. Sohocki M, Daiger S, Bowne S, Rodriquez J, Northrup H, Heckenlively J, et al. Prevalence of mutations causing retinitis pigmentosa and other inherited retinopathies. Hum Mutat. 2001;17:42-51.

12. Chebil A, Falfoul Y, Habibi I, Munier F, Schorderet D, El Matri L. Corrélations phénotype–génotype de la rétinopathie pigmentaire non syndromique : à propos de dix familles tunisiennes. J Fr Ophtalmol. 2016;39:277-86.

13. Habibi I, Chebil A, Falfoul Y, Allaman N, Kort F, Schorderet D, et al. Identifying mutations in Tunisian families with retinal dystrophy. Sci Rep. 2016;6:37-45.

14. Habibi I, Chebil A, Kort F, Schorderet D, El Matri L. Exome sequencing confirms ZNF408 mutations as a cause of familial retinitis pigmentosa. Ophthalmic Genet. 2017;116:1-4.

15. Falfoul Y. Correlation phenotype-genotype de la retinopathie pigmentaire non syndromique: a propos de douze familles tunisiennes [Thèse]. Médecine: Tunis; 2011. 140p.

16. Dyonne T, Eliot L, Thaddeus P. Retinis pigmentosa. Lancet. 2006;368: 1795–809.

17. Puech B, Kostrubiec B, Hache J, François P. Epidemiology and prevalence of hereditary retinal dystrophies in the Northern France. J Fr Ophtalmol. 1991;14:153-64.

18. Haim M. Epidemiology of retinitis pigmentosa in Denmark. Acta Ophthalmol Scand. 2002;233:1-34.

19. Merjan J, Pandova M, Ghanim M, Wayel A, Mutairi S. Registered blindness and low vision in Kuwait. Ophthalmic Epidemiol. 2005;12:251-7.

20. Tous H, Izquierdo N. Retinitis pigmentosa in Puerto Rico. P R Health Sci J. 2006;25:315-8.

21. Xu L, Hu L, Ma K, Li J, Jonas J. Prevalence of retinitis pigmentosa in urban and rural adult Chinese: The Beijing Eye Study. Eur J Ophthalmol. 2006;16:865-6.

22. Sen P, Bhargava A, George R, Ramesh S, Hemamalini A, Prema R, et al. Prevalence of retinitis pigmentosa in South Indian population aged above 40 years. Ophthalmic Epidemiol. 2008;15:279-81.

23. Hanein S, Perrault I, Gerber S, Tanguy G, Rozet J, Kaplan J. Leber congenital amaurosis: survey of the genetic heterogeneity, refinement of the clinical definition and phenotype-genotype correlations as a strategy for molecular diagnosis. Adv exp med biol. 2006; 572:15-20.

24. Hollander A, Roepman R, Koenekoop R, Cremers F. Leber congenital amaurosis: Genes, proteins and disease mechanisms. Prog Retin Eye Res. 2008;27:391-419.

25. Ayusco C, Garcia B, Najera C, Valverde D, Carballo M, Antinolo G. Retinis pigmentosa in Spain. Clin Genet. 1995;48:120-122.

26. Jay M. On the heredity of retinitis pigmentosa. Br J Ophthalmol. 1982;66:405-16.

27. Kaplan J, Bonneau D, Frézal J, Munnich A, Dufier J. Clinical and genetic heterogeneity in retinitis pigmentosa. Hum Genet. 1990;85:635-42.

28. Nájera C, Millán J, Beneyto M, Prieto F. Epidemiology of retinitis pigmentosa in the Valencian community. Genet Epidemiol. 1995;12:37-46.

29. Simonelli F, Ziviello C, Testa F, Rossi S, Fazzi E, Bianchi P, et al. Clinical and molecular genetics of Leber's congenital amaurosis: a multicenter study of Italian patients. Invest Ophthalmol Vis Sci. 2007;48:4284-90.

30. Janecke A, Thompson D, Utermann G, Becker C, Hübner CA, Schmid E, et al. Mutations in RDH12 encoding a photoreceptor cell retinol dehydrogenase cause childhood-onset severe retinal dystrophy. Nat Genet. 2004;36:850-4.

31. Perrault I, Hanein S, Gerber S, Barbet F, Ducroq D, Dollfus H, et al. Retinal dehydrogenase 12 (RDH12) mutations in leber congenital amaurosis. Am J Hum Genet. 2004;75:639-46.

32. Gerber S, Perrault I, Hanein S, Barbet F, Ducroq D, Ghazi I, et al. Complete exon-intron structure of the RPGR-interacting protein (RPGRIP1) gene allows the identification of mutations underlying Leber congenital amaurosis. Eur J Hum Genet EJHG. 2001;9:561-71.

33. Yzer S, Leroy B, Baere E, Ravel T, Zonneveld M, Voesenek K, et al. Microarray-based mutation detection and phenotypic characterization of patients with Leber congenital amaurosis. Invest Ophthalmol Vis Sci. 2006;47:1167-76.

34. Khan A, Abusafieh L. Rod-Cone Dystrophy with Initially Preserved Visual Acuity Despite Early Macular Involvement Suggests Recessive CERKL Mutations. Ophthalmic Genet. 2015;36:369-72.

35. Tang Z, Wang Z, Wang Z, Ke T, Wang QK, Liu M. Novel compound heterozygous mutations in CERKL cause autosomal recessive retinitis pigmentosa in a nonconsanguineous Chinese family. Arch Ophthalmol. 2009;127:1077-8.

36. Auslender N, Sharon D, Abbasi A, Garzozi H, Banin E, Benyosef T. A common founder mutation of CERKL underlies autosomal recessive retinal degeneration with early macular involvement among Yemenite Jews. Invest Ophthalmol Vis Sci. 2007;48:5431-8.

37. Aleman T, Soumittra N, Cideciyan A, Sumaroka A, Ramprasad V, Herrera W, et al. CERKL mutations cause an autosomal recessive cone-rod dystrophy with inner retinopathy. Invest Ophthalmol Vis Sci. 2009;50:5944-54.

38. Fernandez A, Riveiro R, Vallespin E, Wilke R, Tapias I, Cantalapiedra D, et al. CERKL mutations and associated phenotypes in seven Spanish families with autosomal recessive retinitis pigmentosa. Invest Ophthalmol Vis Sci. 2008;49:2709-13.

39. Littink K, Koenekoop R, Born L, Collin J, Moruz L, Veltman J, et al. Homozygosity mapping in patients with cone-rod dystrophy: novel mutations and clinical characterizations. Invest Ophthalmol Vis Sci. 2010;51:5943-51.

40. Hamel C. Retinitis pigmentosa. Orphanet J Rare Dis. 2006;1:40-7.

41. Abusafieh L, Alrashed M, Anazi S, Alkuraya H, Khan A, Alowain M, et al. Autozygome-guided exome sequencing in retinal dystrophy patients reveals pathogenetic mutations and novel candidate disease genes. Genome Res. 2013;23:236-47.

42. Humphries P, Farrar G, Kenna P, Mcwilliam P. Retinitis pigmentosa: genetic mapping in X-linked and autosomal forms of the disease. Clin Genet. 1990;38:1-13.

43. Pomares E, Marfany G, Brión M, Carracedo A, Gonzàlez R. Novel high-throughput SNP genotyping cosegregation analysis for genetic diagnosis of autosomal recessive retinitis pigmentosa and Leber congenital amaurosis. Hum Mutat. 2007;28:511-6.

44. Tuson M, Marfany G, Gonzàlez R. Mutation of CERKL, a novel human ceramide kinase gene, causes autosomal recessive retinitis pigmentosa (RP26). Am J Hum Genet. 2004;74:128-38.

45. Inagaki Y, Mitsutake S, Igarashi Y. Identification of a nuclear localization signal in the retinitis pigmentosa-mutated RP26 protein, ceramide kinase-like protein. Biochem Biophys Res Commun. 2006;343:982-7.

46. Ali M, Ramprasad V, Soumittra N, Mohamed M, Jafri H, Rashid Y, et al. A missense mutation in the nuclear localization signal sequence of CERKL (p.R106S) causes autosomal recessive retinal degeneration. Mol Vis. 2008;14:1960-4.

47. Hollander A, Davis J, Visser S, Zonneveld M, Pierrottet C, Koenekoop R, et al. CRB1 mutation spectrum in inherited retinal dystrophies. Hum Mutat. 2004;24:355-69.

48. Lotery A, Malik A, Shami S, Sindhi M, Chohan B, Maqbool C, et al. CRB1 mutations may result in retinitis pigmentosa without para-arteriolar RPE preservation. Ophthalmic Genet. 2001;22:163-9.

49. Bernal S, Calaf M, Garcia M, Garcia B, Rosell J, Adan A. Study of the involvement of the RGR, CRPB1, and CRB1 genes in the pathogenesis of autosomal recessive retinitis pigmentosa. J Med Genet. 2003;40:89-95.

50. Henderson R, Mackay D, Li Z, Moradi P, Sergouniotis P, Russell I, et al. Phenotypic variability in patients with retinal dystrophies due to mutations in CRB1. Br J Ophthalmol. juin 2011;95:811-7.

51. Bandah D, Mizrahi L, Farhy C, Obolensky A, Chowers I, Peer J, et al. Homozygosity mapping reveals null mutations in FAM161A as a cause of autosomal-recessive retinitis pigmentosa. Am J Hum Genet. 2010;87:382-91.

52. Langmann T, Gioia S, Rau I, Stöhr H, Maksimovic N, Corbo J, et al. Nonsense mutations in FAM161A cause RP28-associated recessive retinitis pigmentosa. Am J Hum Genet. 2010;87:376-81.

53. Weleber R, Carr R, Murphey W, Sheffield V, Stone E. Phenotypic variation including retinitis pigmentosa, pattern dystrophy, and fundus flavimaculatus in a single family with a deletion of codon 153 or 154 of the peripherin/RDS gene. Arch Ophthalmol. 1993;111:1531-42.

54. Manes G, Guillaumie T, Vos W, Devos A, Audo I, Zeitz C, et al. High prevalence of PRPH2 in autosomal dominant retinitis pigmentosa in france and characterization of biochemical and clinical features. Am J Ophthalmol. 2015;159:302-14.

55. Bertelssen M, Jensen H, Larsen M, Lorenz B, Preising M, Rosenberg T. Prevalence and diagnostic spectrum of geberalized retinal dystrophy in danish children . Ophtalmic Epidemiol. 2013;20:164-9.

56. Forsythe E, Beales P. Bardet–Biedl syndrome. Eur J Hum Genet. 2013;21:8-13.

57. McGee T, Seyedahmadi B, Sweeney M, Dryja T, Berson E. Novel mutations in the long isoform of the USH2A gene in patients with Usher syndrome type II or non-syndromic retinitis pigmentosa. J Med Genet. 2010;47:499-506.

58. Ouyang X, Yan D, Hejtmancik J, Jacobson S, Li A, Du L, et al. Mutational spectrum in Usher syndrome type II. Clin Genet. 2004;65:288-93.

59. Blanco F, Jaijo T, Aller E, Avila A, López M, Giménez A, et al. Clinical aspects of Usher syndrome and the USH2A gene in a cohort of 433 patients. JAMA Ophthalmol. 2015;133:157-64.

60. Khan S, Muhammad N, Khan M, Kamal A, Rehman Z, Khan S. Genetics of human Bardet-Biedl syndrome, an updates. Clin Genet. 2016;90:3-15.

61. Moore S, Green J, Fan Y, Bhogal A, Dicks E, Fernandez B, et al. Clinical and genetic epidemiology of Bardet-Biedl syndrome in Newfoundland: a 22-year prospective, population-based, cohort study. Am J Med Genet A. 2005;132:352- 60.

62. Scheidecker S, Hull S, Perdomo Y, Studer F, Pelletier V, Muller J, et al. Predominantly Cone-System Dysfunction as Rare Form of Retinal Degeneration in Patients With Molecularly Confirmed Bardet-Biedl Syndrome. Am J Ophthalmol. 2015;160:364-72.

63. Masson E. Les dystrophies maculaires. J Fr Ophtalmol. 2005:28;113-24.

64. Meunier I. les hérédodégénérescences rétiniennes. In: Les hérédodégénérescences rétiniennes. Paris: Médecine sciences publications Lavoisier; 2012.

65. Turut P, Rouland J. Les dystrophies héréditaires de la macula. Paris;1991.

66. Charfi H. La tomographie en cohérence optique (SD-OCT) au cours des maculopathies héréditaires [Thèse]. Médecine: Tunis; 2013. 117p.

67. Stargart K. Über familiäre, progressive degeneration in der maculagegend des auges. Albrecht von Graefes Arch Klein Ophthalmol. 1909;112:54-67.

68. Ergun E, Hermann B, Wirtitsch M, Unterhuber A, Ko T, Sattmann H, et al. Assessment of central visual function in Stargardt's disease/fundus flavimaculatus with ultrahigh-resolution optical coherence tomography. Invest Ophthalmol Vis Sci. 2005;46:310-6.

69. Sodi A, Bini A, Passerini I, Forconi S, Menchini U, Torricelli F. Different patterns of fundus autofluorescence related to ABCA4 gene mutations in Stargardt disease. Ophthalmic Surg Lasers Imaging Off J Int Soc Imaging Eye. 2010;41:48- 53.

70. Zahid S, Jayasundera T, Rhoades W, Branham K, Khan N, Niziol LM, et al. Clinical phenotypes and prognostic full-field electroretinographic findings in Stargardt disease. Am J Ophthalmol. 2013;155:465-73.

71. Oh K, Weleber R, Oh D, Billingslea A, Rosenow J, Stone E. Clinical phenotype as a prognostic factor in Stargardt disease. Retina Phila Pa. 2004;24:254-62.

72. Armstrong J, Meyer D, Xu S, Elfervig J. Long-term follow-up of Stargardt's disease and fundus flavimaculatus. Ophthalmology. 1998;105:448-57.

73. Fujinami K, Lois N, Davidson A, Mackay D, Hogg C, Stone E, et al. A longitudinal study of stargardt disease: clinical and electrophysiologic assessment, progression, and genotype correlations. Am J Ophthalmol. 2013;155:1075-88.

74. Rotenstreich Y, Fishman G, Anderson R. Visual acuity loss and clinical observations in a large series of patients with Stargardt disease. Ophthalmology. 2003;110:1151-8.

75. Bird A. Retinal photoreceptor dystrophies LI. Edward Jackson Memorial Lecture. Am J Ophthalmol. 1995;119:543-62.

76. Turut P, Puech B, François P, Hache J. Fundus flavimaculatus of dominant heredity (apropos of 2 families). Nosological considerations on Stargardt's disease. Bull Soc Ophtalmol Fr. 1975;75:309-15.

77. Donoso L, Edwards A, Frost A, Vrabec T, Stone E, Hageman G, et al. Autosomal dominant Stargardt-like macular dystrophy. Surv Ophthalmol. 2001;46:149-63.

78. Kaplan J, Gerber S, Larget D, Rozet J, Dollfus H, Dufier J, et al. A gene for Stargardt's disease (fundus flavimaculatus) maps to the short arm of chromosome 1. Nat Genet. nov 1993;5:308-11.

79. Allikmets R. A photoreceptor cell-specific ATP-binding transporter gene (ABCR) is mutated in recessive Stargardt macular dystrophy. Nat Genet. 1997;17:122.

80. Rozet J, Gerber S, Souied E, Perrault I, Châtelin S, Ghazi I, et al. Spectrum of ABCR gene mutations in autosomal recessive macular dystrophies. Eur J Hum Genet EJHG. 1998;6:291-5.

81. Cideciyan A, Aleman T, Swider M, Schwartz S, Steinberg J, Brucker A, et al. Mutations in ABCA4 result in accumulation of lipofuscin before slowing of the retinoid cycle: a reappraisal of the human disease sequence. Hum Mol Genet. 2004;13:525-34.

82. Cideciyan A, Swider M, Aleman T, Sumaroka A, Schwartz S, Roman M, et al. ABCA4-associated retinal degenerations spare structure and function of the human parapapillary retina. Invest Ophthalmol Vis Sci. 2005;46:4739-46.

83. Best F. Ubereine hereditare maculaaffektion. Beitrage zur Vererbungslehre Augenheikd. 1905; 116:23-9.

84. Bitner H, Schatz P, Meissonnier L, Sharon D, Rosenberg T. Frequency, genotype, and clinical spectrum of best vitelliform macular dystrophy: data from a national center in Denmark. Am J Ophthalmol. 2012;154:403-12.

85. Stone E, Nichols B, Streb L, Kimura A, Sheffield V. Genetic linkage of vitelliform macular degeneration (Best's disease) to chromosome 11q13. Nat Genet. 1992;1:246-50.

86. Schatz P, Bitner H, Sander B, Holfort S, Andreasson S, Larsen M, et al. Evaluation of macular structure and function by OCT and electrophysiology in patients with vitelliform macular dystrophy due to mutations in BEST1. Invest Ophthalmol Vis Sci. 2010;51:4754-65.

87. Audo I, Michaelides M, Robson A, Hawlina M, Vaclavik V, Sandbach J, et al. Phenotypic variation in enhanced S-cone syndrome. Invest Ophthalmol Vis Sci. 2008;49:2082-93.

88. Masson E. Les dystrophies maculaires héréditaires. J Fr Ophtalmol. 2005;28:113-24.

89. Michaelides M, Hardcastle A, Hunt D, Moore A. Progressive cone and cone-rod dystrophies: phenotypes and underlying molecular genetic basis. Surv Ophthalmol. 2006;51:232-58.

90. Ripps H, Noble K, Greenstein V, Siegel I, Carr R. Progressive cone dystrophy. Trans Am Ophthalmol Soc. 1987;85:82-100.

91. Holopigian K, Seiple W, Greenstein V, Hood D, Carr R. Local cone and rod system function in progressive cone dystrophy. Invest Ophthalmol Vis Sci. 2002;43:2364-73.

92. Holopigian K, Greenstein V, Seiple W, Hood D, Carr R. Rod and cone photoreceptor function in patients with cone dystrophy. Invest Ophthalmol Vis Sci. 2004;45:275-81.

93. Baek J, Lee H, Kim U. Spectral domain optical coherence tomography findings in bilateral peripheral cone dystrophy. Doc Ophthalmol Adv Ophthalmol. 2013;126:247-51.

94. Newman H, Blumen S, Braverman I, Hanna R, Tiosano B, Perlman I, et al. Homozygosity for a Recessive Loss-of-Function Mutation of the NRL Gene Is Associated With a Variant of Enhanced S-Cone Syndrome. Invest Ophthalmol Vis Sci. 2016;57:5361-71.

95. Kobayashi M, Takezawa S, Hara K, Yu R, Umesono Y, Agata K, et al. Identification of a photoreceptor cell-specific nuclear receptor. Proc Natl Acad Sci U S A. 1999;96:4814-9.

96. Rendtorff N, Vissing H, Tümer Z, Silahtaroglu A, Tommerup N. Assignment of the NR2E3 gene to mouse chromosome 9 and to human chromosome 15q22.33-->q23. Cytogenet Cell Genet. 2000;89:279-80.

97. Schorderet D, Escher P. NR2E3 mutations in enhanced S-cone sensitivity syndrome (ESCS), Goldmann-Favre syndrome (GFS), clumped pigmentary retinal degeneration (CPRD), and retinitis pigmentosa (RP). Hum Mutat. 2009;30:1475-85.

98. Haider N, Jacobson S, Cideciyan A, Swiderski R, Streb L, Searby C, et al. Mutation of a nuclear receptor gene, NR2E3, causes enhanced S cone syndrome, a disorder of retinal cell fate. Nat Genet. 2000;24:127-31.

99. Sharon D, Sandberg M, Caruso R, Berson E, Dryja T. Shared mutations in NR2E3 in enhanced S-cone syndrome, Goldmann-Favre syndrome, and many cases of clumped pigmentary retinal degeneration. Arch Ophthalmol Chic. 2003;121:1316-23.

100. Bernal S, Solans T, Gamundi M, Hernan I, Jorge L, Carballo M, et al. Analysis of the involvement of the NR2E3 gene in autosomal recessive retinal dystrophies. Clin Genet. 2008;73:360-6.

101. Gerber S, Rozet J, Takezawa S, Dosantos L, Lopes L, Gribouval O, et al. The photoreceptor cell-specific nuclear receptor gene (PNR) accounts for retinitis pigmentosa in the Crypto-Jews from Portugal (Marranos), survivors from the Spanish Inquisition. Hum Genet. 2000;107:276-84.

102. Escher P, Gouras P, Roduit R, Tiab L, Bolay S, Delarive T, et al. Mutations in NR2E3 can cause dominant or recessive retinal degenerations in the same family. Hum Mutat. 2009;30:342-51.

103. Gire A, Sullivan L, Bowne S, Birch D, Hughbanks D, Heckenlively J, et al. The Gly56Arg mutation in NR2E3 accounts for 1-2% of autosomal dominant retinitis pigmentosa. Mol Vis. 2007;13:1970-5.

104. Wright A, Reddick A, Schwartz S, Ferguson J, Aleman T, Kellner U, et al. Mutation analysis of NR2E3 and NRL genes in Enhanced S Cone Syndrome. Hum Mutat. 2004;24:439.

105. Oh E, Cheng H, Hao H, Jia L, Khan N, Swaroop A. Rod differentiation factor NRL activates the expression of nuclear receptor NR2E3 to suppress the development of cone photoreceptors. Brain Res. 2008;1236:16-29.

106. Chen J, Rattner A, Nathans J. The rod photoreceptor-specific nuclear receptor Nr2e3 represses transcription of multiple cone-specific genes. J Neurosci Off J Soc Neurosci. 2005;25:118-29.

107. Cheng H, Khanna H, Oh E, Hicks D, Mitton K, Swaroop A. Photoreceptor-specific nuclear receptor NR2E3 functions as a transcriptional activator in rod photoreceptors. Hum Mol Genet. 2004;13:1563-75.

108. Haider N, Mollema N, Gaule M, Yuan Y, Sachs A, Nystuen A, et al. Nr2e3-directed transcriptional regulation of genes involved in photoreceptor development and cell-type specific phototransduction. Exp Eye Res. 2009;89:365-72.

109. Biswas S, Funnell C, Gray J, Bunting R, Lloyd I, Stanga P. Nidek MP-1 microperimetry and Fourier domain optical coherence tomography (FD-OCT) in X linked retinoschisis. Br J Ophthalmol. 2010;94:949-50.

110. Prenner J, Capone A, Ciaccia S, Takada Y, Sieving P, Trese M. Congenital X-linked retinoschisis classification system. Retina Phila Pa. 2006;26:61-64.

111. Apushkin M, Fishman G, Janowicz M. Correlation of optical coherence tomography findings with visual acuity and macular lesions in patients with X- linked retinoschisis. Ophthalmology. 2005;112:495-501.

112. Menke M, Feke G, Hirose T. Effect of aging on macular features of X-linked retinoschisis assessed with optical coherence tomography. Retina Phila Pa. 2011;31:1186-92.

113. Renner A, Kellner U, Fiebig B, Cropp E, Foerster M, Weber B. ERG variability in X-linked congenital retinoschisis patients with mutations in the RS1 gene and the diagnostic importance of fundus autofluorescence and OCT. Doc Ophthalmol Adv Ophthalmol. 2008;116:97-109.

114. Sızmaz S, Yonekawa Y, T Trese M. Familial Exudative Vitreoretinopathy. Turk J Ophthalmol. 2015;45:164-8.

115. Chen K, Wang N, Wu W. Familial Exudative Vitreoretinopathy. JAMA Ophthalmol. 2017;135: 165-87.

116. Rao F, Cai X, Cheng F, Cheng W, Fang X, Li N, et al. Mutations in LRP5, FZD4, TSPAN12, NDP, ZNF408, or KIF11 Genes Account for 38.7% of Chinese Patients With Familial Exudative Vitreoretinopathy. Invest Ophthalmol Vis Sci. 2017;58:2623-9.

117. MacDonald I, Russell L, Chan C. Choroideremia: new findings from ocular pathology and review of recent literature. Surv Ophthalmol. 2009;54:401-7.

118. Dimopoulos I, Radziwon A, StLaurent C, MacDonald I. Choroideremia. Curr Opin Ophthalmol. 2017;110:143-50.

119. Hohman T. Hereditary Retinal Dystrophy. Handb Exp Pharmacol. 2017;242:337-67.

120. Sengillo J, Justus S, Tsai Y, Cabral T, Tsang S. Gene and cell-based therapies for inherited retinal disorders: an update. Am J Med Genet. 2016;172:349-66.

121. Simunovic M, Jolly J, Xue K, Edwards T, Groppe M, Downes S, et al. The Spectrum of CHM Gene Mutations in Choroideremia and Their Relationship to Clinical Phenotype. Invest Ophthalmol Vis Sci. 2016;57:6033-9.

122. Hove M, Kilic K, Trotter A, Gronskov K, Sander B, Larsen M, et al. Clinical Characteristics, Mutation Spectrum, and Prevalence of Aland Eye Disease/Incomplete Congenital Stationary Night Blindness in Denmark. Invest Ophthalmol Vis Sci. 2016;57:6861-9.

123. Zeitz C, Robson A, Audo I. Congenital stationary night blindness: an analysis and update of genotype-phenotype correlations and pathogenic mechanisms. Prog Retin Eye Res. 2015;45:58-110.

124. Bijveld M, Florijn R, Bergen A, van den Born L, Kamermans M, Prick L, et al. Genotype and phenotype of 101 dutch patients with congenital stationary night blindness. Ophthalmology. 2013;120:2072-81.

125. Yang G, Liu Z, Xie S, Li C, Lv L, Zhang M, et al. Genetic and phenotypic characteristics of four Chinese families with fundus albipunctatus. Sci Rep. 2017;7:462-85.

126. Elhannati R, Tahri H. Fundus albipunctatus. Pan Afr Med J. 2016;23:61.

127. Skorczyk A, Pawłowski P, Michalczuk M, Warowicka A, Wawrocka A, Wicher K, et al. Fundus albipunctatus: review of the literature and report of a novel RDH5 gene mutation affecting the invariant tyrosine (p.Tyr175Phe). J Appl Genet. 2015;56:317-27.

128. Michaelides M, Hunt D, Moore A. The cone dysfunction syndromes. Br J Ophthalmol. 2004;88:291-7.

129. Thiadens A, Slingerland N, Roosing S, van Schooneveld M, van Lithverhoeven J, van Mollramirez N, et al. Genetic etiology and clinical consequences of complete and incomplete achromatopsia. Ophthalmology. 2009;116:1984-9.

130. Leng T, Marmor M, Kellner U, Thompson D, Renner A, Moore W, et al. Foveal cavitation as an optical coherence tomography finding in central cone dysfunction. Retina Phila Pa. 2012;32:1411-9.

131. Thiadens A, Somervuo V, van denborn L, Roosing S, van Schooneveld M, Kuijpers R, et al. Progressive loss of cones in achromatopsia: an imaging study using spectral-domain optical coherence tomography. Invest Ophthalmol Vis Sci. 2010;51:5952-7.

132. Thomas M, McLean R, Kohl S, Sheth V, Gottlob I. Early signs of longitudinal progressive cone photoreceptor degeneration in achromatopsia. Br J Ophthalmol. 2012;96:1232-6.

133. Gronskov K, Jakob E, Brondum K. oculocutaneous albinism. Orphanet J Rare Dis. 2007;2:43.

134. Hong E, Zeeb H, Repacholi M. Albinism in Africa as a public health issue. BMC Public Health. 2006;6:212.

135. Preising M, Lorenz B. Albinism and the Range of Fundus Hypopigmentation, Macular Hypoplasia, and Nystagmus. Klin Monatsbl Augenheilkd. 2016;232:243-50.

136. Cassero C, Montana R. Oculo-cutaneous albinism in man: Biochemical, genetic, clinical, and population aspects. Arch Sci Med. 1983;140:105-26.

137. Sitorus R, Abidin M, Prihartono J. Causes and temporal trends of childhood blindness in Indonesia: study at schools for the blind in Java. Br J Ophthalmol. 2007;91:1109-13.

138. Sia D, Muecke J, Hammerton M, Ngy M, Kong A, Morse A, et al. A survey of visual impairment and blindness in children attending four schools for the blind in Cambodia. Ophthalmic Epidemiol. 2010;17:225-33.

ANNEXES

Dossier médical des patients suivis en oculo-génétique

Dossier patient laboratoire d'oculo-génétique LR14SP01
Chef de service : Pr Leila El Matri

Nom et prénom médecin examinateur :
Adressé par :
Numéro de dossier :

PATIENT

NOM : Prénom :
Age :
Adresse :
Code :
Date de naissance :
Lieu de naissance :
Ethnie : caucasien afroarabe ☐
autre ☐
Situation familiale : célibataire ☐ marié ☐
séparé ☐
Nombre d'enfants :
Téléphone : Profession :
Date d'examen :
Date première consultation :
Origine : père : ☐ mère :

I. **Interrogatoire :**

1. <u>ATCDS familiaux :</u>

a. Généraux : . Médicaux :

. Chirurgicaux :

b. Ophtalmologiques : . Médicaux :

. Chirurgicaux :

c. Consanguinité : oui / non degré :

2. <u>ATCDS personnels :</u>

a. Généraux : .Médicaux :

.Chirurgicaux :

.habitudes : Tabac : oui/ non PA
Alcool : oui/ non
autre :

.Allergies : oui/non type :

.Traitements : anciens : actuels :

b. Ophtalmologiques :
Médicaux :
Chirurgicaux :
Traitements : anciens : actuels :

3. Anamnèse :

a. Motif de consultation :

b. Type de signes fonctionnels :
   .Héméralopie
   .BAV
   .Photophobie
   .Dyschromatopsie
   .Nystagmus
   .Strabisme
   .Autre :

c. Age de début des signes fonctionnels :

d. Mode de début des signes fonctionnels :

e. Mode d'évolution des signes fonctionnels :

Arbre généalogique :

II. EXAMEN CLINIQUE :

1. Réfractomètre automatique du / /

OD : S C / OG : S C /

2. Acuité visuelle : Echelle :

De loin :

OD : V avec S C /

OG : V avec S C /

Acuité non chiffrable :

De près :

OD : V avec S C /

OG : V avec S C /

3. Vision des couleurs (ISHIHARA):

OD : OG :

4. Oculomotricité :

5. LAF :

	OD	OG
Conjonctive		
Cornée		
CA (signe du limbe)		
Iris		
AIC		
Cristallin		

6. TO OD : OG :

7. Segment postérieur :

	OD	OG
Vitré		
Macula		
Papille		
Vaisseaux rétiniens		
Pôle postérieur		
Moyenne périphérie		
Extrême périphérie		

III. Examen général :

- dysmorphie faciale
- appendice auriculaire
- anomalies dentaires
- retard mental
- retard staturopondéral
- surdité
- malformations des extrémités
- obésité
- anomalies rénales
- anomalies cardiaques
- anomalies du squelette
- autres

IV. Explorations :

1. photo du patient ☐
2. Photos SA ☐ FO ☐
3. CV Goldman ☐
4. ERG fullfield ☐
5. ERG multifocal ☐
6. EOG ☐
7. PEV ☐
8. Echobiométrie : Echo A : ☐ LA : echoB : ☐
9. Angiographie à la fluorésceine ☐
10. Angiographie ICG ☐
11. OCT ☐
12. Visions des couleurs Farnsworth : ☐

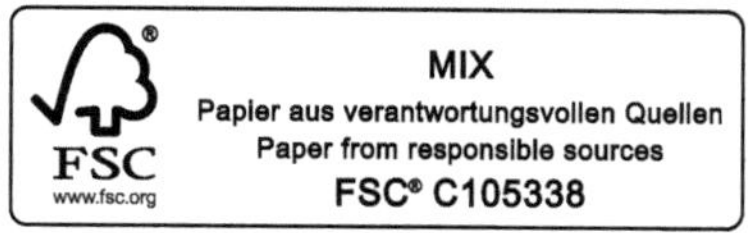

Printed by Books on Demand GmbH, Norderstedt / Germany